Gesundheit vier- bis achtjähriger Kinder vor dem Hintergrund des familiären Lebensstils

Komplementäre Medizin im interdisziplinären Diskurs

herausgegeben von

Dr. med. Brigitte Ausfeld-Hafter
Dr. med. Lorenz Fischer
Dr. med. Peter Heusser
Dr. med. André Thurneysen

(Kollegiale Instanz für Komplementärmedizin
der Universität Bern, KIKOM)

Band 13

Peter Lang
Bern · Berlin · Bruxelles · Frankfurt am Main · New York · Oxford · Wien

Thomas Marti & Peter Heusser

Gesundheit vier- bis achtjähriger Kinder vor dem Hintergrund des familiären Lebensstils

Eine retrospektive Querschnittstudie an Kindern aus Schulen in der Stadt Bern und Umgebung

Peter Lang
Bern · Berlin · Bruxelles · Frankfurt am Main · New York · Oxford · Wien

Bibliografische Information Der Deutschen Bibliothek
Die Deutsche Bibliothek verzeichnet diese Publikation in der Deutschen Nationalbibliografie; detaillierte bibliografische Daten sind im Internet über ‹http://dnb.ddb.de› abrufbar.

ISSN 1422-4743
ISBN 978-3-0343-0029-2

Hochfeldstrasse 32, CH-3012 Bern
info@peterlang.com, www.peterlang.com, www.peterlang.net

Printed in Germany

Inhaltsverzeichnis

Vorwort

Dieses Buch ist der Gesundheit von 4- bis 8-jährigen Kindern gewidmet. Es geht anhand einer vergleichenden retrospektiven Studie an Kindern verschiedener Schulen der Frage nach, inwiefern die Gesundheit der Kinder in Zusammenhang steht mit dem Lebensstil ihrer Familie. Damit verfolgt das Buch eine Fragerichtung, die in jüngster Zeit immer mehr in den Brennpunkt des öffentlichen Interesses gerückt ist und zunehmend auch die Forschung beschäftigt.

Aus der Sichtweise der modernen Gesundheitsforschung ist eine Erkrankung nicht einfach ein Betriebsunfall, der nur durch äussere Massnahmen gleichsam rückgängig gemacht werden kann. Besonders die Salutogenese[1] und die Resilienzforschung[2] haben eindrücklich gezeigt, dass der Erhalt oder die Wiedererlangung von Gesundheit wesentlich auch von inneren Ressourcen abhängig ist. Die seelische und körperliche Widerstandskraft gehört zu den zentralen Ressourcen in der Entstehung von Gesundheit. Diese Ressourcen sind entscheidend für die Art und Weise, wie ein Mensch auf äussere Beeinträchtigungen reagieren kann.

Als *Lebensstil* kommt die Gesamtheit aller Werte in Betracht, nach denen wir sowohl unseren Alltag wie auch unsere gesamte Lebensgeschichte gestalten. Im Lebensstil äussern sich Sinnfragen und die Suche sowohl nach der eigenen Identität als auch einer Verbindung mit der Welt. Durch die Individualisierung in der Moderne ist der Lebensstil aber von der Tradition und der sozialen und kulturellen Herkunft eines Menschen immer unabhängiger geworden und entspringt immer stärker individuellen und

1 Salutogenese heisst wörtlich übersetzt „Gesundheitsentstehung“ und bezeichnet ein Forschungs- und Therapiekonzept, das den Erhalt bzw. die Wiedererlangung von Gesundheit in den Mittelpunkt der Bemühungen rückt. Es steht in einem gewissen Gegensatz zum pathogenetischen Ansatz, in dem nach Krankheiten gesucht wird, um diese bekämpfen zu können. Salutogenese ist deshalb ressourcenorientiert, während die Pathogenese defizitorientiert ist.

2 „Resilienz“ bedeutet „Stärke, Widerstandskraft“. Die Resilienzforschung konzentriert sich auf die Frage nach den Fähigkeiten eines Menschen, die ihm ermöglichen, negativen Einflüssen aus seiner Umwelt (z.B. Armut) positiv begegnen zu können.

in Eigenverantwortung gefällten Entscheiden. Der Lebensstil ist zu einer Bewusstseinsfrage geworden.

Kinder können ihren Lebensstil jedoch noch nicht selber bestimmen und sind (mindestens bis zu ihrer Einschulung) noch fast ausschliesslich in den Lebensstil ihrer Familie und ihr unmittelbares Umfeld eingebettet. Es ist dabei hinlänglich bekannt, dass die Eltern durch ihr Verhalten und ihre Lebenseinstellung die Kinder nicht nur momentan beeinflussen, sondern durch ihre Vorbildfunktion nachhaltig bis in deren Erwachsenenalter hineinwirken.

Durch verschiedene Studien ist deutlich geworden, dass der Lebensstil ein Gesamtkonzept darstellt und weit mehr ist als nur eine Summe einzelner Verhaltensweisen. Zu den zweifellos wichtigen Faktoren wie Ernährung, körperliche Aktivität oder Suchtmittelkonsum kommen ebenso zweifellos auch kulturelle Interessen oder religiöse Grundüberzeugungen, aus denen sich der Sinn erst ergeben kann, warum wir im Einzelfall etwas Bestimmtes tun oder unterlassen, was wir vom Leben überhaupt erwarten und wofür wir bereit sind, uns ganz konkret zu engagieren. Es ist nahe liegend anzunehmen, dass weltanschauliche und religiöse Grundüberzeugungen nicht nur unsere psychische Verfassung beeinflussen, sondern Auswirkungen auch auf die körperliche Gesundheit haben. Solche Zusammenhänge entspringen längst nicht mehr nur der Spekulation und sind durch viele wissenschaftliche Studien belegt.

Für Kinder ist es offenbar entscheidend, was für ein Lebensstil in ihrer Familie gelebt wird. Um die Rolle der einzelnen Lebensstilfaktoren deutlicher in den Blick zu bekommen und herauszufinden, wie sie sich auf die Gesundheit der Kinder auswirken, haben wir u.a. folgende Aspekte genauer untersucht: Ökonomische und soziale Verhältnisse, Bildungsstand und Kulturorientierung der Eltern, ihre weltanschauliche, religiöse oder spirituelle Grundüberzeugung, die praktizierte Familienkultur und den Erziehungsstil, das Interesse an pädagogischen Fragen und das tatsächliche Engagement für die Schule, die Art der Ernährung, die Wahl von medizinischen Behandlungsmethoden und die Gesundheitsvorsorge. Bei der Gesundheit der Kinder richteten wir das Augenmerk in erster Linie auf das Vorkommen von psychosomatischen Beschwerden und von Atopien wie z.B. Heuschnupfen, allergische Ekzeme oder asthmatische Erkrankungen. Das sind alles Beschwerden, welche in den letzten Jahrzehnten bei den Kindern besonders dramatisch zugenommen haben und deshalb ein besonderes Interesse verdienen.

Die in unserer Gegenwart stark wachsende Aufmerksamkeit für gesundheitliche Fragen ist nicht in erster Linie dadurch begründet, dass es den Einzelmenschen schlechter ginge. Viele Umfragen bestätigen immer wieder neu, dass sich der grösste Teil der Menschen in unserem Land einer guten Gesundheit erfreut. Im Gegensatz dazu haben aber die sozialen Sicherungssysteme, allen voran das Gesundheitswesen, die Grenzen ihrer Leistungsfähigkeit längst überschritten und drohen, aus dem Ruder zu laufen. Wie die jüngere Vergangenheit jedoch zeigt, sind die rasant zunehmenden Krankenkosten nicht allein mit ökonomischen Massnahmen einzudämmen. Deshalb ist es angezeigt, umfassend nach den Bedingungen zu suchen, unter denen Gesundheit entstehen und erhalten werden kann. Aus den Ergebnissen vieler Studien zeigt sich, dass dem Lebensstil, so wie wir ihn in unserer Studie verstehen, eine ganz zentrale Rolle zukommt.

Es ist wichtig und notwendig, dass der praktizierte Lebensstil und die ihm innewohnenden weltanschaulichen oder religiösen Grundüberzeugungen in der Freiheit und Verantwortung des einzelnen Menschen liegen. Sie deshalb aber als „nur“ private oder persönliche Angelegenheit zu betrachten, widerspricht dem öffentlichen Interesse, weil der Lebensstil von Einzelmenschen sich auch auf das gesellschaftliche Leben auswirkt. Die Ergebnisse unserer Studie geben uns guten Grund zur Annahme, dass sich die weltanschauliche Grundüberzeugung von Eltern nicht nur auf die Gesundheit ihrer Kinder auswirkt, sondern auch die Gesundheitskosten beeinflusst, welche letztlich ja doch die sozialen Sicherungssysteme zu tragen haben.

Namentlich die Behörden und die Politik wären deshalb gut beraten, „Weltanschauung“ nicht mehr länger mit Einengung, Befangenheit oder für das Gesamtwohl irrelevante Privatangelegenheit gleichzusetzen und damit besonders den entsprechenden Institutionen des Bildungs- und Gesundheitswesens öffentliche Mittel vorzuenthalten. Wenn ersichtlich wird, dass solche Einrichtungen nachweislich die Gesundheit von Menschen stärken und damit letztlich auch einen ökonomischen Beitrag leisten zur Senkung von sozialen Kosten, dann wäre es angezeigt, solche Einrichtungen im öffentlichen Interesse zu stützen und mit Geldern der öffentlichen Hand beizutragen, dass sie ihre Funktion weiterhin erfüllen und damit auch die Verantwortung der Öffentlichkeit gegenüber wahrnehmen können.

Folgenden Menschen möchten wir danken für die Mithilfe bei der Durchführung unserer Studie: Ein herzliches Dankeschön geht in erster Linie an die Eltern der Schulen der Gemeinden Bolligen, Ittigen, Ostermundigen,

Spiegel bei Bern sowie den Rudolf Steiner Schulen Bern und Ittigen für ihre Bereitschaft, an der Befragung mitzuwirken. Wir danken ebenso den Behörden der genannten Schulen für ihre unkomplizierte Unterstützung bei der Vermittlung der Eltern-Adressen.

Dr. Bernhard Cloetta vom Institut für Sozial- und Präventivmedizin ISPM der Universität Bern danken wir herzlich für seine zuvorkommende Hilfsbereitschaft und kritische Beratung bei der Konstruktion des Fragebogens.

Dietrich von Bonin (KIKOM), Dr. med. Hansueli Albonico, Dr. med. Natascha Neumeister und Dr. oec. Hans-Peter Studer, Gesundheitsökonom, haben das Manuskript kritisch durchgesehen und zahlreiche Anregungen und inhaltliche Korrekturvorschläge eingebracht. Ursula Neuenschwander hat sich allen Belangen des Datenschutzes angenommen, und Isabel Martinez leistete das eintönige und ermüdende Eintippen von über 50 000 Daten aus den Fragebögen in elektronische Dateien. Dorothee Trauffer verdanken wir das sorgfältige Lektorat des Manuskriptes. Ein Dank geht auch an Barbara Kohler und die Mitarbeiterinnen auf dem Sekretariat der KIKOM für die Mithilfe bei der administrativen Bewältigung des Rücklaufs der vielen Fragebögen. Ihnen allen sind wir für ihre Hilfe und Arbeit zu einem herzlichen Dank verpflichtet.

Folgende Firmen und Institutionen haben die Studie finanziell ermöglicht, ohne auf deren Fragestellung und Ergebnisse Einfluss zu nehmen:

- anthrosana, Verein für anthroposophisch erweitertes Heilwesen, Arlesheim
- Arbeitsgemeinschaft der Rudolf Steiner Schulen in der Schweiz und Liechtenstein
- Coop Schweiz
- Kulturprozent Migros Genossenschaftsbund
- Reformhaus Ruprecht, Bern
- Software AG-Stiftung Darmstadt
- Stiftung Merkur-Rafael zur Förderung der anthroposophischen Heilkunst in der Schweiz, Langnau

Bern, im Oktober 2009
Thomas Marti und Peter Heusser

1. Einleitung

1.1 Ausgangslage und Problemstellung

Zahlreiche Untersuchungen zeigen die in jüngerer Zeit stark sich verändernde gesundheitliche Situation von Kindern und Jugendlichen auf (z.B. Hurrelmann 1997; Mersmann 1998; Steinhausen et al. 1998; Vuille 2004). Bereits im Einschulungsalter sind Kinder zunehmend von somatischen, psychosomatischen und/oder psychiatrischen Beschwerden betroffen (Nervosität, Aufmerksamkeitsstörungen, Schlafstörungen, Ängstlichkeit, Kopf- und Rückenschmerzen, Atopien, Übergewicht und Adipositas, Diabetes-Typ2 usw.). Zu diesen Beschwerden kommen vermehrte Rückstände bei der Entwicklung von senso-motorischen und sozialen Fähigkeiten (BZgA 1998). In der Fachwelt herrscht weitgehend Einigkeit darüber, dass alle diese Veränderungen lebensweltbedingt sind und in Zusammenhang stehen mit gesellschaftlichen Veränderungen und Entwicklungen. Der Gesundheitsförderung kommt deshalb auch in den Schulen eine zunehmend grössere Wichtigkeit zu (ausführlicher bei Marti 2006).

Die zunehmende Prävalenz gesundheitlicher Beeinträchtigungen im Kindesalter stellt nicht nur eine Einbusse von Lebensqualität dar, sie kann sich konkret auch in einer Verminderung der schulischen Leistungsfähigkeit auswirken und zu Lernschwierigkeiten führen. Da mit der gesamtschweizerisch geplanten Einführung einer Basisstufe (EDK 1997) und der damit vorgezogenen Einschulung ab dem 4. Lebensjahr erhebliche schulische Veränderungen im Schuleingangsbereich anstehen (Kindergarten, 1. und 2. Klasse), ist zu erwarten, dass sich die Lebenswelt der Kinder u.U. erheblich verändern wird[1]. Deshalb stellt sich die Frage nach möglichen Folge-

1 In Betracht kommen dabei etwa der frühere Eintritt in eine grössere Kindergruppe und in ausserfamiliäre Betreuungsverhältnisse sowie eine gegenüber dem bisherigen Kindergarten veränderte soziale Dynamik beim Lernen (Mischgruppen von 4- bis 8-jährigen Kindern). Auch ist zu erwarten, dass sich veränderte Bildungsansprüche der Erwachsenenwelt an die Kinder jüngeren Alters bei diesen gesundheitlich auswirken können (siehe dazu Bellenberg 1999; Goodman et al. 2003; Lehmann & Peek 1997; Puhani & Weber 2005).

wirkungen nicht nur unter schulpädagogischen, sondern auch unter gesundheitlichen Aspekten.

Die allermeisten gesundheitlichen Surveys jüngeren Datums beschäftigen sich mit der Gesundheit älterer Schüler (7. bis 9. Klasse; siehe z.B. Hurrelmann 2003 oder Vuille 2004). Breiter angelegte Studien im Schuleingangsalter (Übergang Kindergarten-Schule) fehlen bisher weitgehend. Da die vielfältig und verstreut vorliegenden Teilstudien methodisch nicht einheitlich vorgehen, lassen sich ihre Ergebnisse auch nur beschränkt zu einem Gesamtbild zusammenfassen.

Praktisch zeitgleich mit der hier vorliegenden Studie wurde in Deutschland eine umfassende Erhebung zur Gesundheit und Entwicklung ab der Geburt bis zum 17. Altersjahr durchgeführt, an der unter der Führung des Robert-Koch-Instituts bundesweit rund 17.600 Kinder und Jugendliche teilnahmen (KiGGS 2007). Aus der Schweiz fehlen bisher Untersuchungen mit vergleichbar angelegter Studienbreite. Da sich die soziodemografischen Voraussetzungen in Deutschland aber teilweise markant von den schweizerischen Verhältnissen unterscheiden (z.B. grössere Bevölkerungsteile mit Migrationshintergrund, sozio-ökonomisches Gefälle zwischen alten und neuen Bundesländern, höhere Arbeitslosenrate in der Elternschaft u.v.m.), lassen sich die Ergebnisse der KiGGS nicht ohne weiteres auf die Schweiz übertragen. Es ist aus diesen Gründen angezeigt, eine an die hiesigen Verhältnisse angepasste Untersuchung zu entwerfen und durchzuführen.

1.2 Frage- und Aufgabenstellung

Mit der vorliegenden Untersuchung sollen Daten zu Gesundheitszustand, Entwicklung, medizinischen und präventiven Massnahmen bei Kindern im Einschulungsalter (Basisstufe; vier- bis achtjährige Kinder) erhoben werden, ferner zur Gesundheit der Eltern, zur Familienkultur, und zur soziodemographischen und pädagogischen Situation der Familie. Dadurch sollen Erkenntnisgrundlagen bereitgestellt werden, um mögliche gesundheitliche Veränderungen im schulischen Kontext auch aus medizinischer und soziokultureller Sicht zeitnah beurteilen zu können. Die Ergebnisse sollen Grundlagen für eine nachhaltige Gesundheitsförderung im betreffenden Alter der Kinder schaffen.

Da es bereits Schulen gibt, die seit vielen Jahren und ab Kindergarten ein explizit gesundheitsförderndes Programm verfolgen (Basalstufe der Rudolf Steiner Schule Bern und Ittigen), ist zu erwarten, dass sich die Bemühungen dieser Schulen und ihrer Elternschaft auch günstig auf die Gesundheit der Kinder auswirken. Deshalb sollen solche Schulen in die Untersuchungen mit einbezogen und mit Schulen herkömmlicher Ausrichtung verglichen werden.

Der Gesundheitszustand eines Kindes kann allerdings nicht allein die Folge von salutogenen Massnahmen der Schulen sein. Vielmehr ist zu erwarten, dass primär die Familie dazu beiträgt, gesundheitliche Ressourcen zu nutzen und für eine gesunde Entwicklung des Kindes verfügbar zu machen. Ab dem Eintritt in den Kindergarten kann eine enge Zusammenarbeit zwischen der Schule und den Eltern dazu beitragen, die salutogenen Bemühungen fruchtbar zu machen. Aus diesem Grund fokussiert die vorliegende Untersuchung primär auf die familiären Verhältnisse in der Beurteilung durch die Eltern. Sie wird durch ausgeprägt schulbezogene Fragestellungen von Folgestudien ergänzt werden müssen.

1.3 Methode

Die vorliegende Untersuchung wurde mit einem Fragebogen durchgeführt. Entwickelt und erprobt wurde der Fragebogen GEKi06 durch die KIKOM der Universität Bern und *projektArt bern* unter beratendem Beizug der Abteilung für Gesundheitsforschung des Instituts für Sozial- und Präventivmedizin der Universität Bern. Ein Pretest des Fragebogens und ein erster Probelauf mit 69 Kindern bzw. 59 Familien wurden im Mai 2004 durchgeführt (Marti 2004).

Der eingesetzte Fragebogen enthält rund 130 Fragen mit Unterfragen zu folgenden Themen:

A) Personaldaten zum Kind, zur Familie des Kindes
B) Wohnsituation/häusliches Umfeld
C) Gesundheit des Kindes, Prävention und medizinische Behandlung
D) Ernährung
E) Gesundheitsverhalten

F) Entwicklung
G) Freundinnen und Freunde
H) Wirtschaftliche und soziale Situation der Familie
I) Gesundheitliche Situation der Eltern
J) Erzieherischer Alltag
K) Familienkultur und Einstellung der Eltern zur Schule

Für die Befragung wurden zwei Fragebogen eingesetzt, die sich jedoch ausschliesslich in Kapitel K bezüglich der Fragen zur Einstellung der Eltern zur Schule unterschieden. Der Fragebogen für die Eltern der Rudolf Steiner Schulen (RSS-Eltern) basiert auf der Annahme, dass die Wahl einer Rudolf Steiner Schule eine bewusste und freiwillige Wahl darstellt und dass deshalb auch mit einer anderen Motivation und einem anderen Engagement der Eltern zu rechnen ist als bei den Eltern an den staatlichen Schulen (REG-Eltern). Um den Faktor der Wünschbarkeit beim Ausfüllen der Fragebögen zu minimalisieren, wussten die befragten Eltern nichts von einem beabsichtigten Vergleich RSS-REG.

Die Erhebung basiert auf einer freiwilligen Teilnahme von Eltern mit Kindern aus dem Kindergarten und/oder einer 1./2. Klasse. Angestrebt wurden gleich viele Kinder aus dem Kindergarten und der Schule. Die Anfrage der Eltern erfolgte schriftlich durch den Studienträger mit Hilfe der zuständigen Schulleitungen, welche die Adressen vermittelten. Dem Begleitbrief war eine zweiseitige Beschreibung des Vorhabens beigelegt, aus dem die Eltern Sinn und Zweck der Erhebung entnehmen konnten. Um die Eltern bei der Beantwortung der Fragen möglichst nicht zu beeinflussen (Einfluss sozialer Erwünschtheit), wurde nicht erwähnt, dass der Zusammenhang ihres familiären Lebensstils und der Gesundheit ihrer Kinder von Interesse ist. Aus dem gleichen Grund wurde auch von einem Vergleich unter Teilkollektiven nichts erwähnt. Darauf konnten interessierte und bereitwillige Eltern den Fragebogen mit einem Anmeldetalon einfordern. Bei der Wahl der angeschriebenen Schulen wurde darauf geachtet, dass soziodemografische Einseitigkeiten (Bildungs- und Berufsstand, Anteil von Ausländern), die im Einzugsgebiet aller Schulen zu erwarten sind, möglichst vermieden oder ausgeglichen werden, damit das Gesamt der befragten Kollektive ein möglichst ausgewogenes Bild ergibt. Wir sind davon ausgegangen, dass die befragte Elternschaft sozial und ökonomisch weitgehend dem Mittelstand angehört.

Die Erhebung wurde anonym durchgeführt und den Eltern eine Anonymität nach den Vorgaben des Datenschutzgesetzes zugesichert. Die 130 Fragen des Fragebogens liessen sich durch Ankreuzen beantworten, einige konnten durch Wortantworten ergänzt werden. Der Zeitbedarf zum Ausfüllen des Fragebogens betrug 30 bis maximal 45 Minuten. Bis zum Rücksendetermin am 10. Juni 2006 standen rund 3 Wochen Zeit zur Verfügung. In der Zwischenzeit wurden alle Eltern angeschrieben, für die Mitwirkung gedankt und an den Rücksendetermin erinnert. Die Fragebogen konnten in einem vorfrankierten und adressierten Umschlag an die KIKOM der Universität Bern zurückgesandt werden.

Die ausgegebenen Fragebogen wurden mit einem Code versehen, der zwar einen Rückschluss auf die Schule und die Klassenstufe, nicht jedoch auf die Identität des Kindes und seiner Familie zulässt. Der Familie wurde ein zufällig erzeugter Zahlencode zugeordnet, der z.B. Geschwister, nicht jedoch deren persönliche oder familiäre Identität erkennen lässt. Um die Bestimmungen des Datenschutzes zu gewährleisten, wurde die Adressverwaltung, die Codierung und der Versand der Fragebogen einer aussenstehenden Person übergeben.

Je nach Fragestellung wurden die vorgegebenen Antworten nominal- oder ordinalskaliert und die angekreuzten Antworten zur Auswertung in Excel eingelesen. Je nach Fragestellung wurden die Antworten nach Familien oder nach den Kindern berücksichtigt. Bei den familienbezogenen Fragestellungen wurden diejenigen Antworten berücksichtigt, die von den Eltern im Fragebogen für ihr ältestes Kind abgegeben wurden (z.B. Frage nach den Erwartungen der Eltern an die Schule, Ernährungsgewohnheiten in der Familie etc.). Fehlten die Antworten zu bestimmten Fragen oder Fragekomplexen, wurden diese unter „keine Angabe“ in die Auswertung aufgenommen. Bei Mehrfachantworten (z.B. anstatt entweder 2 oder 3 wird 2 und 3 angekreuzt) wurde der höhere Wert berücksichtigt (unabhängig davon, ob der höhere Wert ein Mehr oder Weniger des erfragten Sachverhalts bedeutet).

Weil die Stichprobengrösse aus materiellen Gründen klein gehalten werden musste, beschränkte sich die Auswertung zur Hauptsache auf deskriptive Methoden. Bivariate statistische Analysen zwecks Überprüfung von Hypothesen wurden nur bei einem Teil der Fragen angewandt. Wo nichts anderes angegeben wird, haben wir dafür den Chi^2-Vierfeldertest eingesetzt.

Die Befragung wurde von der Kantonalen Ethikkommission (KEK) genehmigt.

1.4 Teilnehmer

Da der Fragebogen GEKi06 nur in Deutsch vorlag, setzte eine Teilnahme an der Untersuchung mindestens ein gutes Leseverständnis der deutschen Sprache voraus. Weitere Bedingungen für eine Teilnahme gab es keine. Eingeladen zur Teilnahme wurden die Eltern von Schulen folgender Gemeinden bzw. Schulkreise (je zwei Kindergärten, eine 1. und 2. Klasse):

Staatliche Schulen (= Regelschule, nachfolgend abgekürzt mit REG):
- Bolligen bei Bern (2 Schulhäuser)
- Ittigen bei Bern (2 Schulhäuser)
- Ostermundigen bei Bern (3 Schulhäuser)
- Spiegel bei Bern (1 Schulhaus)

Neben diesen Schulen wurden weitere 5 Schulen aus der Stadt Bern und aus Vorortsgemeinden für eine Mitwirkung angefragt. Diese haben jedoch entweder nicht geantwortet oder haben eine Mitwirkung abgesagt.

Private Schulen (Abkürzung: RSS):
- Rudolf Steiner Schule Bern und Ittigen (2 Schulhäuser)

Ausser einer einzigen Schule (Dennigkofen, Ostermundigen) ist keine der teilnehmenden Schulen am Netzwerk Gesundheitsfördernder Schulen Radix angeschlossen. Von den Schulen, die eine Homepage betreiben, ist nicht ersichtlich, dass an ihnen spezifisch gesundheitsfördernde Projekte laufen. Die Rudolf Steiner Schulen Bern und Ittigen verfolgen dagegen ein explizit gesundheitsförderndes Gesamtkonzept, das als „Basalstufe" bezeichnet wird. Es besteht Grund zur Annahme, dass dieses Konzept die Eltern mindestens teilweise zur Wahl dieser Schule motivierte. Im Unterschied zur Elternschaft der REG darf bei den RSS also ein spezifisches Interesse an einer gesundheitsfördernden Schule angenommen werden, was bei der Auswertung der Ergebnisse zu berücksichtigen sein wird.

2. Ergebnisse

2.1 Rücklauf der Fragebogen und Stichprobenumfang

Insgesamt wurden die Eltern von 747 Kindern für eine Mitwirkung angefragt. Die Eltern von 237 Kindern haben den Fragebogen eingefordert und beantwortet wieder zurückgeschickt. Dies ergibt einen Rücklauf von durchschnittlich 38.6 % (je nach Schule zwischen 10.6 % und 52.1 %). Die erreichte Gesamtzahl von erfassten Kindern verteilt sich auf 10 Schulhäuser bzw. auf 17 Kindergärten und je 10 erste und zweite Klassen.

Ein Vergleich der Rücklaufquoten zeigt, dass diese in jenen Schulen am geringsten ausfallen, in denen der Anteil fremdsprachiger Kinder am höchsten ist (geschätzt an der Anzahl von Kindern, die gemäss Adressliste einen Namen aus dem Balkan, der Türkei oder aus Sri Lanka tragen). Umgekehrt sind die Quoten dort hoch, wo die allermeisten Namen schweizerisch, deutsch, französisch oder italienisch klingen (z. B. im Spiegel b. / Bern, in Bolligen oder in den RSS). Wie erwartet zeigt sich ganz eindeutig, dass das Sprachverständnis der Eltern über eine Teilnahme an der Studie mit entschieden hat. Bei der Interpretation der Ergebnisse besonders in sozioökonomischer Hinsicht wird dieser Umstand zu berücksichtigen sein.

Nachfolgend sind die wichtigsten Kennzahlen zu den erhobenen Kohorten tabellarisch zusammengestellt:

	REG		RSS		ALLE	
Anzahl erfasster Kinder:	168		69		237	
Anzahl erfasster Familien:	144		54		198	
Rücklaufquote (%):	27.6 (10.6–25.2)		49.6 (45.6–52.1)		38.6 (10.6–52.1)	
Geschlechterverhältnis: M : K (%)	42 : 58		50 : 50		45 : 55	
Antwortende Eltern:	%		%		%	
Mutter	82.6		85.1		83.8	
Vater	14.5		13.7		14.1	
beide Eltern	0		1.2		0.6	
andere	2.9		0		1.5	
Alter (Mittel und Min/Max) der Kinder (Jahre) zum Zeitpunkt der Erhebung (15. Juni) und %-Anteil:						
Kindergarten:	6.3 (4.6–8.8)	48.2	5.9 (4.1–7.9)	47.8	6,5 (4,1–8.8)	48,1
1. Klasse:	7.6 (5.5–8.6)	25.6	7.7 (7.1–9.0)	23.2	7,3 (5,5–9,0)	24,3
2. Klasse:	8.4 (5.5–9.3)	26.2	8.4 (7.9–8.8)	29.0	8,4 (5.5–9,3)	27,6
gesamt	7.2 (4.6–9.3)	100	7.0 (4.1–8.8)	100	7.1 (4.1–9.3)	100

Tab. 1: Kennzahlen zum erhobenen Kollektiv (Umfang, Rücklaufquote, Geschlechterverhältnis, Alters- und Klassenverteilung der Kinder).

Trotz der erwarteten Selektion durch das Deutschverständnis fremdsprachiger Eltern erhofften wir uns mindestens eine annähernd gleichmässige Geschlechterverteilung sowie ungefähr gleich viele Kinder aus Kindergarten und Schule (1./2. Klasse). Wie die Zahlen in Tab. 1 zeigen, werden diese Erwartungen in einem für die Auswertung annehmbaren Mass erfüllt.

Die „Disziplin" beim Ausfüllen der Fragebögen darf als gut bezeichnet werden. Die Rate der nicht beantworteten Fragen liegt im Mittel zwischen 0% und 6%. Eine Regelmässigkeit ist nicht zu erkennen. Allerdings gibt es bei den gesundheitlichen Fragen teils recht hohe Werte (bis 25%), die aber als „weiss nicht" oder „erinnere mich nicht mehr" interpretiert werden können (z.B. die Frage *„Hatte Ihr Kind jemals hohes Fieber?"*) In vereinzelten Fragebögen fehlen die Antworten bei ganzen Kapiteln. Da der Fragebogen sehr viele Aspekte umfasst, haben wir darauf verzichtet, unvollständig ausgefüllte Fragebögen auszuschliessen, um wichtige Daten nicht zu verlieren.

Da wir die vorliegende Untersuchung nicht in erster Linie schulbezogen konzipierten, verzichteten wir auf eine klassenspezifische Auswertung der Daten. Die aus den Daten gezogenen Schlüsse beziehen sich also immer auf das Kollektiv von 4- bis 8-jährigen Kindern. Eine Altersdifferenzierung wäre schon aus Gründen des Datenumfangs problematisch. Die folgende Grafik veranschaulicht die Altersverteilung der erfassten Kinder (Abb. 1). Der Kurvenverlauf zeigt einen leichten Überhang von Kindern im Schulalter (insgesamt 51.9%) gegenüber Kindern im Vorschulalter (= Kindergarten: 48.1%). Der Mittelwert des Alters liegt bei 7.1 Jahren.

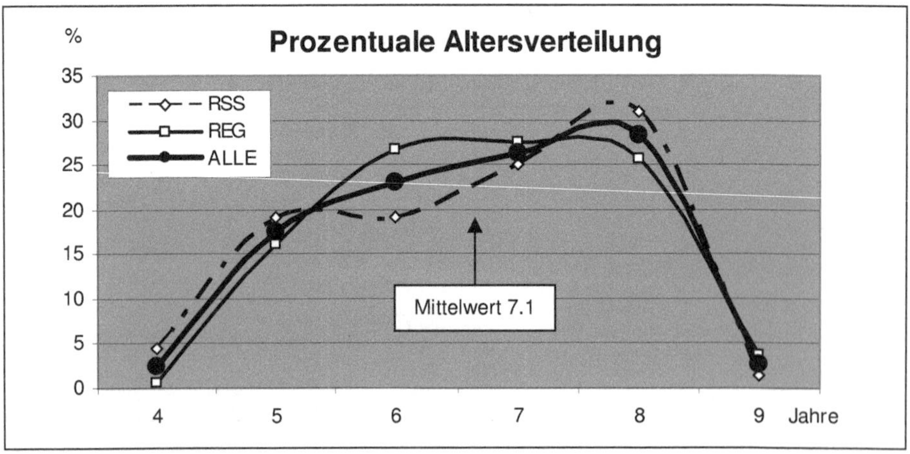

Abb.1: Altersverteilung der beteiligten Kinder (N = 237).

2.2 Demografie

2.2.1 Familiäre Verhältnisse

Zu den Familienverhältnissen wurde nach den Personen gefragt, die im gleichen Haushalt wie das Kind leben, nach den Betreuungsverhältnissen sowie nach so genannten *Life events*, die das Kind in der Familie erlebt hat (Trennung, Scheidung, Tod eines Familienangehörigen, Bildung einer Patchwork-Familie o.Ä.). Weitere Fragen zur familiären Situation wurden aus verschiedenen Gründen in spätere Kapitel eingeflochten. Sie werden auch im vorliegenden Bericht später aufgegriffen.

Mehr als die Hälfte aller Familien, d.h. rund 67.2%, sind formal intakt, d.h. sie bestehen aus beiden Eltern und ein oder mehreren Kindern. Einzelkindfamilien sind in der eindeutigen Minderzahl (7.1%), ebenso Einzelkindfamilien nur mit Mutter oder mit Vater (7.6%). Mutter- bzw. Vater- + Geschwister-Familien deuten auf Scheidung oder Trennung hin. Im Gesamtkollektiv sind diese mit 7.6% + 1% = 8.6% vertreten.

Vergleicht man die Teilkollektive RSS und REG, dann fällt auf, dass die formal intakten Familien in den RSS nur zu 59.2% vertreten sind gegenüber 70.1% in den REG. Entsprechend sind die Häufigkeiten geschiedener oder getrennter Familiensituationen bei den RSS mehr als doppelt so hoch wie in den REG. Umgekehrt stellen wir Einkindfamilien in den REG mehr als doppelt so häufig fest wie in den RSS. Tab. 2 gibt einen Überblick über die Familienstrukturen im Detail.

Von sozio-ökonomischer und gesundheitlicher Bedeutung ist auch die Zahl der Kinder, die in einer Familie leben. In Tabelle 3 sind die Kinderzahlen für das Gesamtkollektiv und die zwei Teilkollektive zusammengestellt.

Eine noch etwas differenziertere Sicht auf die Familienverhältnisse gibt Tabelle 4: Sie zeigt die Anzahl von Familien, bei denen die Eltern tatsächlich allein erziehend sind bzw. die Eltern nur in getrennten Haushalten leben. Markante Unterschiede ergeben sich wiederum im Vergleich RSS-REG. Hier fällt v.a. der grössere Anteil allein erziehender Mütter auf (16.7% RSS vs. 13.2% REG). Noch augenfälliger ist der Anteil getrennt lebender Eltern: in den RSS ist dieser rund 2.6 mal höher als in den REG. Die Unterschiede in der Beziehungssituation RSS-REG sind hoch signifikant ($p < 0.001$). Da man davon ausgehen muss, dass eine allein erziehende Mutter oder Eltern in getrennten Haushalten einen für das Kind erhöhten

Stressfaktor darstellen, werden diese Unterschiede in der Deutung späterer Ergebnisse berücksichtigt werden müssen.

Familienstruktur	RSS		REG		ALLE	
mit dem Kind leben ... zusammen:	n	%	n	%	n	%
Mutter+Vater+Geschwister	32	59.3	101	70.1	133	67.2
Mutter+Vater (ohne Geschwister)	2	3.7	12	8.3	14	7.1
Mutter	4	7.4	11	7.6	15	7.6
Vater	0	0.0	0	0	0	0.0
Mutter+Geschwister	7	13.0	8	5.6	15	7.6
Vater+Geschwister	1	1.9	1	0.7	2	1.0
Mutter+Partner	2	3.7	3	2.1	5	2.5
Vater+Partnerin	0	0.0	0	0	0	0.0
Grosseltern	0	0.0	1	0.7	1	0.5
anders	3	5.6	6	4.2	9	4.5
keine Angaben	3	5.6	1	0.7	4	2.0
Summe der Familien	54	100	144	100	198	100

Tab. 2: Familienstrukturen der erhobenen Familien. Kinder aus den REG leben häufiger in intakten Familien (mit beiden Elternteilen) als die Kinder der RSS. Letztere leben häufiger nur mit der Mutter (und ev. den Geschwistern) zusammen. Besonders markante Unterschiede zwischen REG und RSS sind eingerahmt.

Anzahl Kinder pro Familie	RSS		REG		ALLE	
	n	%	n	%	n	%
1 Kind	10	19.2	22	15.5	32	16.5
2 Kinder	17	32.7	81	57	98	50.5
3 Kinder	19	36.5	29	20.4	48	24.7
4 Kinder	6	11.5	9	6.3	15	7.73
5 Kinder	0	0	1	0.7	1	0.52
Mittelwert	2.4 Kinder		2.2 Kinder		2.3 Kinder	
Summe der Familien	52		142		194	

Tab. 3: Kinderzahl der erhobenen Familien. Die REG-Familien haben im Vergleich zu RSS-Familien signifikant häufiger nur 1 oder 2 Kinder als 3 oder 4 Kinder ($p < 0.005$).

Beziehungssituation	RSS		REG		ALLE	
	n	%	n	%	n	%
allein erziehend	9	16.7	19	13.2	28	14.1
beide Eltern im gleichen Haushalt	38	70.4	113	78.5	151	76.3
beide Eltern in getrennten Haushalten	6	11.1	6	4.2	12	6.1
anders	1	1.9	2	1.4	3	1.5
keine Antwort	0	0	4	2.8	4	2.0
Summe der Familien	54	100	144	100	198	100

Tab. 4: Eltern-Kind-Beziehung in den Familien. Eltern der RSS leben tendenziell häufiger allein erziehend (mit oder ohne Partner in einem andern Haushalt; $p < 0.1$).

2.2.2 Nationalität und Sprache

In Tab. 5 und 6 ist zusammengefasst, welcher Nationalität die Familien sind und welche Sprache zur Hauptsache in den Familien gesprochen wird.

Nationalität	RSS		REG		ALLE	
	n	%	n	%	n	%
Schweizerbürger	42	77.8	120	83.3	162	81.8
Doppel CH-Ausländer	7	13	13	9.0	20	10.1
andere	4	7.4	10	6.9	14	7.0
keine Angaben	1	1.9	1	0.7	2	1.0
Summe der Familien	54	100	144	100	198	100

Tab. 5: Nationalität der erhobenen Familien.

In den Familien gesprochene Sprachen	RSS		REG		ALLE	
	n	%	n	%	n	%
nur Schweizerdeutsch	32	59.3	111	77.1	143	72.2
Hochdeutsch	2	3.7	3	2.1	5	2.5
Französisch	0	0.0	0	0	0	0.0
Englisch	3	5.6	0	0	3	1.5
Italienisch	0	0.0	1	0.7	1	0.5
anders	0	0.0	2	1.4	2	1.0
mehrsprachig	15	27.8	24	16.7	39	19.7
keine Angabe	2	3.7	3	2.1	5	2.5
Summe	54	100	144	100	198	100

Tab. 6: In den Familien gesprochene Sprachen.

Die meisten Eltern in den von uns erhobenen Familien sind Schweizerbürger/-innen (81.8 %) oder mit einem Ausländer / einer Ausländerin verheiratet (10.1 %). In rund drei Vierteln der Familien (72.2 %) wird Schweizerdeutsch gesprochen, knapp ein Fünftel der Familien (19.7 %) ist mehrsprachig. Im RSS-Kollektiv ist der Anteil Schweizerdeutsch sprechender Familien geringer (59.3 %), der englischsprachige und mehrsprachige Anteil dagegen höher als im REG-Kollektiv (5.6 % bzw. 27.8 %).

Es ist hier hervorzuheben, dass diese Zahlen nur ein Bild der tatsächlich erhobenen Kollektive wiedergeben, nicht jedoch der Familien insgesamt an den betreffenden Schulen. Besonders der anderssprachige Anteil von Familien wird in Wirklichkeit an den REG erheblich höher sein als hier abgebildet (nicht zuletzt auch aus Gründen der Untersuchungsmethodik, die zum Beantworten der Fragen ein Verständnis der deutschen Sprache voraussetzte). Andererseits weist die Schulstatistik des Kantons Bern für das Jahr 2006 insgesamt 83,7 % Kinder aus, für welche die Schulsprache gleichzeitig auch Herkunftssprache ist, oder anders herum: für 16,3 % der Kinder (inkl. Kindergarten) ist die Schulsprache eine Fremdsprache (Böni & Salm 2008). Vor dem Hintergrund dieser Zahlen liegt der Anteil anderssprachiger Kinder im REG-Kollektiv ungefähr auf kantonalem Niveau, während er im RSS-Kollektiv deutlich darüber liegt. Weiter weist die genannte Schulstatistik für 2006 inkl. Kindergarten 14,8 % nicht-schweizerische Kinder nach (REG: 6,9 %; RSS: 7,4 %). Die beiden Teilkollektive REG und RSS liegen diesbezüglich in einer vergleichbaren Grössenordnung, jedoch deutlich unter dem kantonalen Niveau.

2.2.3 Haustiere

Auf die Frage an die Eltern, ob in ihrer Wohnung/ihrem Haus Haustiere (Katzen, Hunde, andere) leben, sind folgende Antworten eingegangen (Tab. 7):

Haustiere	RSS		REG		ALLE	
	n	%	n	%	n	%
nein	22	31.9	89	53.0	111	46.8
ja	46	66.7	79	47.0	125	52.7
keine Antwort	1	1.4	0	0	1	0.4
Summe der Familien	69	100	168	100	237	100

Tab. 7: „Leben in Ihrer Wohnung/Ihrem Haus Haustiere?“

Die Ergebnisse zeigen, dass etwas mehr als die Hälfte aller Familien (52.7 %) zuhause ein Haustier hält. In den Familien der RSS sind die Haustiere mit

66.7% aber deutlich häufiger als in den Familien der REG (47%). Der Unterschied der beiden Kollektive ist signifikant mit $p < 0.001$.

2.2.4 Wohnverhältnisse

Im Fragebogen wurde nach dem hauptsächlichen Charakter des Wohnortes gefragt. Zur Auswahl standen: städtisch (Stadt/Agglomeration) und ländlich (auf dem Land, in einem Dorf). Die Mehrheit der Familien (73.1%) leben gemäss Fragebogen in städtischer Umgebung, nur ein Viertel gibt an, ländlich zu wohnen. Diese Verhältnisse sind in den RSS tendenziell, wenn auch nicht signifikant, weniger stark ausgeprägt als in den REG. Da die Begriffe „städtisch" und „ländlich" aber ohnehin unscharf sind, können die Wohnverhältnisse für RSS und REG als „sehr ähnlich" interpretiert werden (Tab. 8).

Wohncharakter	RSS		REG		ALLE	
	n	%	n	%	n	%
städtisch	37	68.5	112	77.8	149	73.1
ländlich	15	27.8	32	22.2	47	25
keine Antwort	2	3.7	0	0	2	1.9
Summe der Familien	54	100	144	100	198	100

Tab. 8: Wohncharakter ländlich/städtisch, getrennt nach RSS, REG und ALLE.

Weiter wurde nach der hauptsächlichen Wohnsituation gefragt, also ob die Familie in einem 1-Familienhaus, einem 2–5-Familienhaus, in einem Wohnblock (6 und mehr Wohnungen), in einer Familiensiedlung oder anders lebt. Tab. 9 gibt die Ergebnisse wieder.

Wohnsituation	RSS		REG		ALLE	
	n	%	n	%	n	%
1-Familienhaus	12	22.2	66	45.8	78	39.4
2-5-Familienhaus	18	33.3	19	13.2	37	18.7
Wohnblock (>6 Wohnungen)	10	18.5	39	27.1	49	24.7
Familiensiedlung	7	13.0	14	9.7	21	10.6
andere	6	11.1	5	3.5	11	5.6
keine Antwort	1	1.85	1	0.7	2	1.0
Summe der Familien	54	100	144	100	198	100

Tab. 9: Wohnsituation der befragten Familien.

Weitaus der grösste Teil aller Familien (39,4 %) lebt in einem 1-Familienhaus, gefolgt vom Wohnen in einem Wohnblock (24.7 %) und in einem 2–5-Familienhaus (18.7 %). Am häufigsten leben Familien der REG in 1-Familienhäusern (45,8 %) und nur knapp halb so viele Familien der RSS (22.2 %). Letztere leben dafür häufiger in Mehrfamilienhäusern (2 bis 5 Wohnungen), und zwar zu gut einem Drittel (33.3 %).

Die angegebenen Wohnsituationen lassen punkto Wohnqualität und Wohlbefinden einen relativ grossen Interpretationsspielraum offen. Am naheliegendsten ist es, das Wohnen in einem 1-Familienhaus mit einer höheren Autonomie zu verbinden als das Wohnen in einem Wohnblock. Je nach dem gilt dies auch für das Wohnen in einem 2- bis 5-Familienhaus. Vom Wohnen in Familiensiedlungen ist Ähnliches anzunehmen. Fassen wir diese Wohnsituationen zusammen und setzen sie in Bezug zum Wohnen in einem Wohnblock, dann heben sich die Unterschiede RSS-REG weitgehend auf. Für das Gesamtkollektiv (ALLE) ergibt sich aber deutlich, dass eine grosse Mehrheit der Familien (68.7 %) in Wohnsituationen lebt, die als „gut" oder „sehr gut" angenommen werden können. Diese Interpretation bestätigt sich auch durch die Frage nach dem Umgebungscharakter:

Die allermeisten Eltern (96 %) charakterisieren die unmittelbare Umgebung ihres Wohnortes als „grün", nur sehr wenige (3 %) geben an, in einer „grauen" Umgebung zu wohnen (Tab. 10). In den RSS gibt aber immerhin annähernd jede 10. Familie (9.3 %) an, in einer „grauen" Umgebung zu wohnen.

Umgebungscharakter	RSS		REG		ALLE	
Unser Umgebungscharakter ist ...	n	%	n	%	n	%
„grün"	48	88.9	142	98.6	190	96
„grau"	5	9.3	1	0.7	6	3.0
keine Antwort	1	1.9	1	0.7	2	1.0
Summe der Familien	54	100	144	100	198	100

Tab. 10: Charakter der Umgebung, in der sich die Kinder ausserhalb des Hauses meistens aufhalten. „Grün" bedeutet: „eigener Garten, grüne Spielflächen", „grau": „nur mit Verkehrsflächen (Strassen / Parkplätze)".

Um die Wohnsituation des Kindes noch etwas genauer abzubilden, haben wir gefragt, ob das Kind ein eigenes Zimmer ganz für sich allein zur Verfügung hat oder nicht. Tab. 11. stellt die Ergebnisse zusammen: Demnach verfügen rund zwei Drittel aller Kinder über ein eigenes Zimmer. Im Vergleich REG-RSS zeigt sich allerdings, dass die Kinder der RSS nur etwa zur Hälfte ein eigenes Zimmer zur Verfügung haben, in den REG sind es rund drei Viertel. Die Unterschiede sind signifikant.

Eigenes Zimmer des Kindes	RSS		REG		ALLE	
	n	%	n	%	n	%
ja	34	50	129	76.8	163	69.1
nein	33	48.5	39	23.2	72	30.5
keine Antwort	1	1.47	0	0	1	0.42
Summe der Kinder	68	100	168	100	236	100

Tab. 11: Wohnsituation der Kinder. Die Mehrheit der Kinder hat ein eigenes Zimmer zur Verfügung, aber in den REG noch deutlich häufiger als in den RSS ($p < 0.001$).

Eine vergleichende Sichtung der Daten zeigt, dass die relativ grosse Anzahl von REG-Kindern mit einem eigenen Zimmer in Zusammenhang steht mit der relativ grossen Zahl von Familien im REG-Kollektiv, die ein 1-Familienhaus bewohnen (vgl. Tab. 9). Für die übrigen Kategorien von Wohnsituationen ist dies weniger deutlich. Die Geschwisterzahl oder die Erziehungssituation dürften für ein Einzelzimmer kaum ausschlaggebend sein (Tab. 2, 3 und 4). Es ist aus diesen Gründen nahe liegend, ein Einzelzimmer als Ausdruck für eine gewisse ökonomische Privilegierung der Familie zu deuten. Die Frage dagegen, inwiefern ein Einzelzimmer für das betreffende Kind von positiver Bedeutung ist und z.B. die Entwicklung seiner sozialen Fähigkeiten fördert, bleibt hier unbeantwortet.

2.2.5 Bildungsstand der Eltern

Um den Bildungsstand der Eltern zu ermitteln, wurde nach dem höchsten Schulabschluss von Vater und Mutter gefragt. Dabei wurde nicht unterschieden, ob es sich um die leiblichen Eltern handelt oder z.B. um den Partner der Mutter mit Erziehungsberechtigung. Die Ergebnisse sind in Tab. 12 zusammengefasst.

An den Ergebnissen fällt zunächst auf, dass der Anteil von Vätern mit einer akademischen Bildung annähernd die Hälfte ausmacht, und zwar sowohl in den RSS (48.1 %) als auch in den REG (49.0 %). Bei den Müttern ist der akademische Bildungsstand nur zu rund einem Viertel vertreten (ALLE: 25,8 %). Das ergibt im befragten Kollektiv einen durchschnittlichen Anteil von 37.4 % akademisch gebildeter Eltern. Knapp die Hälfte (44,9 %)

aller Mütter weisen dagegen eine abgeschlossene Berufsausbildung bzw. ein Gymnasium oder ein Lehrerseminar vor (Sekundarstufe II). In den RSS ist dieser Anteil vergleichsweise höher als in den REG. Weiter: Rund jede 9. Mutter (11.6%) und jeder 8. Vater (12.1%) geben an, nur über eine Volksschulbildung zu verfügen. Der Anteil solcher Eltern ist an den REG deutlich höher als an den RSS. Der Anteil von Eltern ohne abgeschlossene Volksschule ist in der vorliegenden Erhebung vernachlässigbar (1% der Mütter).

Bildungsstand	RSS					REG					ALLE				
	M		V		Ø	M		V		Ø	M		V		Ø
	n	%	n	%	%	n	%	n	%	%	n	%	n	%	%
kein Abschluss	0	0	0	0	0.0	2	1.4	0	0	0.7	2	1.0	0	0	0.5
Primarschule	2	3.7	5	9.3	6.5	21	14.6	19	13.2	13.9	23	11.6	24	12.1	11.9
Sekundarschule	3	5.6	4	7.4	6.5	20	13.9	15	10.4	12.2	23	11.6	19	9.6	10.6
Sekundarstufe II	33	61.1	14	25.9	43.5	56	38.9	29	20.1	29.5	89	44.9	43	21.7	33.3
Tertiärbereich	15	27.8	26	48.1	38.0	36	25.0	71	49.3	37.2	51	25.8	97	49.0	37.4
andere	1	1.9	2	3.7	2.8	4	2.8	1	0.7	1.7	5	2.5	3	1.5	2.0
keine Angaben	0	0	3	5.6	2.8	5	3.5	9	6.3	4.9	5	2.5	12	6.1	4.3
Summe	54	100	54	100	100	144	100	144	100	100	198	100	198	100	100

Tab. 12: Bildungsstand der Eltern, gemessen am höchsten Schulabschluss, getrennt nach V (Vater) und M (Mutter) abgefragt. – Ø = prozentualer Mittelwert von M (Mutter) und V (Vater).

Zur Veranschaulichung des Bildungsstandes und zum Vergleich mit nationalen Daten (NAT_CH) sind die Ergebnisse aus Tab. 12 nach den Kategorien Sekundarstufe I, II und Tertiärstufe zusammengefasst, wiederum getrennt nach RSS und REG (Tab. 13):

Bildungsstand im Vergleich	RSS %	REG %	ALLE %	NAT_CH %
Sekundarstufe I	13.0	26.1	22.5	12
Sekundarstufe II	43.5	29.5	33.3	59
Tertiärstufe	38.0	37.2	37.4	29

Tab. 13: Bildungsstand der Eltern (%) im Vergleich zu nationalen Daten (NAT_CH).

Die Abbildung verdeutlicht den verhältnismässig grossen Anteil von Eltern mit einer höheren Ausbildung. Entsprechend sind die Eltern, die eine Berufsausbildung absolviert haben oder eine allgemein bildende Mittelschulbildung (Gymnasium u.ä.) ausweisen, geringer als im nationalen Durchschnitt. In den RSS sind Eltern mit nur der obligatorischen Schulzeit (Sekundarstufe I) markant untervertreten gegenüber REG (nicht jedoch gegenüber NAT_CH). Berücksichtigt man, dass in den REG die allermeisten fremdsprachigen Eltern (mit vermutlich meist auch niedrigem Bildungsstand) nicht erfasst sind, dann wird erneut deutlich, dass die vorliegenden Zahlen kein Bild der gesamten Elternschaft an den betreffenden Schulen ergeben, sondern nur der durch den Fragebogen tatsächlich erfassten Kinder bzw. Familien.

2.2.6 Berufliche Verhältnisse und Betreuung der Kinder

Die Eltern wurden nach ihrer beruflichen Erwerbssituation gefragt, getrennt nach Vater und Mutter. Vorgegeben waren die Kategorien: keine Erwerbstätigkeit; angestellt Vollzeit, angestellt Teilzeit, selbständige Tätigkeit und anders. Die Ergebnisse sind in Tab. 14 zusammengefasst:

Berufliche Erwerbstätigkeit	RSS				REG				ALLE			
	nM	nV	%M	%V	nM	nV	%M	%V	nM	nV	%M	%V
keine Erwerbstätigkeit	8	1	14.8	1.9	36	2	25	1.4	44	3	22.2	1.5
angestellt Vollzeit	2	17	3.7	31.5	6	90	4.2	62.5	8	107	4.0	54
angestellt Teilzeit	32	14	59.3	25.9	75	14	52.1	9.7	107	28	54	14.1
selbständige Tätigkeit	6	15	11.1	27.8	14	25	9.7	17.4	20	40	10.1	20.2
anders	6	2	11.1	3.7	5	3	3.5	2.1	11	5	5.6	2.5
keine Antwort	0	5	0	9.3	8	10	5.6	6.9	8	15	4.0	7.6
Summe der Väter und Mütter	54	54	100	100	144	144	100	100	198	198	100	100

Tab. 14: Berufliche Erwerbstätigkeit der Väter und Mütter in den erhobenen Kollektiven, getrennt nach RSS und REG und zusammengefasst (ALLE).

Bei den Müttern sind mehr als die Hälfte (54 %) in einer Teilzeitarbeit, etwa ein Fünftel (22.2 %) von ihnen ist ohne Erwerbsarbeit, gefolgt von 10 % selbständig erwerbenden Müttern. Eine Vollzeitanstellung geben nur 4 % an. Bei den Vätern sind mehr als die Hälfte (54 %) in einer Vollzeitanstellung, einer Teilzeitarbeit gehen nur 14.1 % nach. Rund ein Fünftel gibt an, selbständig zu sein. Arbeitslos sind nur 1.5 % der Väter.

Vergleicht man die Eltern der RSS mit denen der REG, dann zeigen sich markante Unterschiede bei den Vollzeit angestellten Vätern (RSS: 31.5 % vs. REG: 62.5 %); umgekehrt sind die Relationen bei den Teilzeit angestellten Vätern (RSS: 25.9 % vs. 9.7 %). Die Unterschiede sind signifikant ($p < 0.001$). Weiter gibt es unter den Vätern RSS tendenziell mehr selbständig Erwerbende als unter den Vätern REG, verglichen mit einer angestellten Erwerbstätigkeit ($p = 0.04$).

Es ist anzunehmen, dass die beruflichen Verpflichtungen der Eltern sich auf die Betreuungssituation der Kinder auswirken. Aus diesem Grund haben wir die Eltern gefragt, wer sich zur Hauptsache um das Wohl des Kindes kümmert. Tab. 15 fasst die Ergebnisse der Befragung zusammen:

Um das Wohl der Kinder kümmern sich hauptsächlich ...	RSS		REG		ALLE	
	n	%	n	%	n	%
nur Mutter	5	9.3	19	13.2	24	12.1
eher Mutter	24	44.4	68	47.2	92	46.5
Mutter wie Vater	23	42.6	51	35.4	74	37.4
eher Vater	1	1.9	1	0.7	2	1.0
nur Vater	0	0	1	0.7	1	0.5
andere	0	0	1	0.7	1	0.5
keine Antwort	1	1.9	3	2.1	4	2.0
Summe der Familien	54	100	144	100	198	100

Tab. 15: Betreuungssituation in den Familien.

Im grössten Teil der Familien leistet ausschliesslich oder eher die Mutter die Betreuung der Kinder (12.1% + 46.5% = 58.6%). Die Väter sind in einem etwas geringeren Mass an der Kinderbetreuung beteiligt (37.4%), an den RSS allerdings deutlich mehr (42.6%) als an den REG (35.4%). Ungefähr jede 8. Mutter ist ausschliesslich für die Betreuung zuständig (12.1%). Eine Betreuung ausschliesslich durch den Vater oder durch Drittpersonen scheint nur in Ausnahmefällen vorzuliegen. Ein Unterschied der Teilkollektive betreffend Beteiligung der Väter an der Kinderbetreuung besteht nur tendenziell, ist aber nicht signifikant.

2.2.7 Ökonomische Verhältnisse

Um die Erwerbssituation der Familien noch differenzierter zu erfassen, haben wir zusätzlich nach dem Umfang der Erwerbstätigkeit der beiden Elternteile gefragt. Es wurde unterschieden nach Einfachverdiener (entweder Vater oder Mutter) und nach Doppelverdiener (Vater und Mutter). Weiter haben wir differenziert nach Vollzeit und Teilzeit. Die Ergebnisse zeigt Tab. 15:

Erwerbssituation	RSS		REG		ALLE	
	n	%	n	%	n	%
Einfachverdiener (Vater oder Mutter)	16	29.6	55	38.2	71	35.9
Doppelverdiener (Vater und Mutter Vollzeit)	1	1.9	3	2.1	4	2.0
Doppelverdiener (Vater Vollzeit, Mutter Teilzeit)	15	27.8	64	44.4	79	39.9
Doppelverdiener (Vater Teilzeit, Mutter Vollzeit)	4	7.4	0	0	4	2.0
Doppelverdiener (beide Teilzeit)	16	29.6	16	11.1	32	16.2
anders	2	3.7	1	0.7	3	1.5
keine Angabe	0	0	5	3.5	5	2.5
Summe der Familien	54	100	144	100	198	100

Tab. 16: Erwerbssituation der Familien.

Im grössten Teil der Familien sind die Eltern Doppelverdiener, bei denen die Mutter einer Teilzeitarbeit nachgeht (39.9 %). In annähernd gleich vielen Haushalten (35.9 %) leben Einfachverdiener. Doppelverdienende Väter und Mütter in Vollzeit sind nur zu 2 % vertreten. Die Familien, in denen beide Eltern einer Teilzeitarbeit nachgehen, machen die drittgrösste Gruppe aus (mit 16.2 %).

Im Vergleich RSS-REG zeigt sich, dass es in den REG mehr Einfachverdiener gibt als in den RSS. Ähnliche Relationen gibt es auch bei den Eltern, bei denen die Mutter einer Teilzeitarbeit nachgeht (REG: 44.4 % vs. RSS: 27.8 %). Umgekehrt treten die Doppelverdiener (beide Teilzeit) in den RSS mehr als zweieinhalb Mal häufiger auf als in den REG. Die Unterschiede Einfachverdiener-Doppelverdiener sind im Vergleich RSS-REG nicht signifikant.

Die vorliegenden Ergebnisse deuten darauf hin, dass das traditionelle Familienmodell (der Vater geht der Erwerbstätigkeit nach, die Mutter ist für die Betreuung der Kinder zuständig), bei den REG-Familien häufiger realisiert ist als bei den RSS-Familien (vgl. Tab. 15 und 16). Bei Letzteren scheint die ausgewogene Aufgabenteilung zwischen Vater und Mutter bezüglich Erwerbsarbeit und Kinderbetreuung dagegen stärker vertreten zu sein als bei den REG-Familien.

Es ist zu erwarten, dass die Erwerbstätigkeit der Eltern an den RSS mindestens teilweise mit den für eine private Schule notwendig zu erbringenden Geldleistungen zusammenhängt. Deshalb haben wir alle Eltern gefragt, ob sie wegen der Schule zusätzlich einer Erwerbstätigkeit nachgehen müssen. Die konkrete Frage lautete: *„Müssen Sie oder Ihr/e Partner/in wegen der Ausbildungskosten mehr arbeiten, um mehr Geld zu verdienen?“* Tab. 17 zeigt die Ergebnisse:

Zusätzliche Erwerbsarbeit wegen Schule	RSS		REG		ALLE	
	n	%	n	%	n	%
ja	18	33.3	5	3.5	23	11.6
beschränkt	16	29.6	12	8.3	28	14.1
nein	17	31.5	121	84.0	138	69.7
keine Antwort	3	5.6	6	4.2	9	4.5
Summe der Familien	54	100	144	100.0	198	100

Tab. 17: Zusätzliche Erwerbsarbeit der Eltern wegen der Schule.

Von den Eltern der RSS geben 62.9% an, wegen der Schule zusätzlich arbeiten gehen zu müssen, im Vergleich zu 11.8% der Eltern an REG. In den RSS sind es 31.5% der Eltern, die sich die Schule ohne zusätzlichen Verdienstaufwand leisten können. In den REG geben 84% an, keinen zusätzlichen Erwebsaufwand für die Schule leisten zu müssen.

Die 11.8% Ja-Antworten der REG-Eltern sind erstaunlich und nicht klar zu deuten, da die staatlichen Schulen von den Eltern ja keine finanziellen Leistungen einfordern. Da in der Frageformulierung ausdrücklich auf „Ausbildungskosten" Bezug genommen wurde, sind missverständliche Antworten wenig wahrscheinlich, z.B. wegen Kosten für familienexterne Betreuung oder für Ferienlager. Denkbar wäre aber, dass einige REG-Eltern ihre finanziellen Auslagen für die Tagesschule, für Musikstunden oder für ausserschulischen Förderunterricht unter „Ausbildungskosten" subsumiert haben. Leider haben wir keine Daten, die eine Klärung dieses Punktes ermöglichen.

Um ein Bild der finanziellen Situation der Familien zu erhalten, haben wir die Eltern nach einer subjektiven Einschätzung gefragt. Auf eine Nennung des Nettoeinkommens in Franken haben wir bewusst verzichtet, da eine solche ebenso viele Deutungsmöglichkeiten offen liesse. Abb. 2 stellt zusätzlich die beiden Kollektive RSS und RSS vergleichend dar:

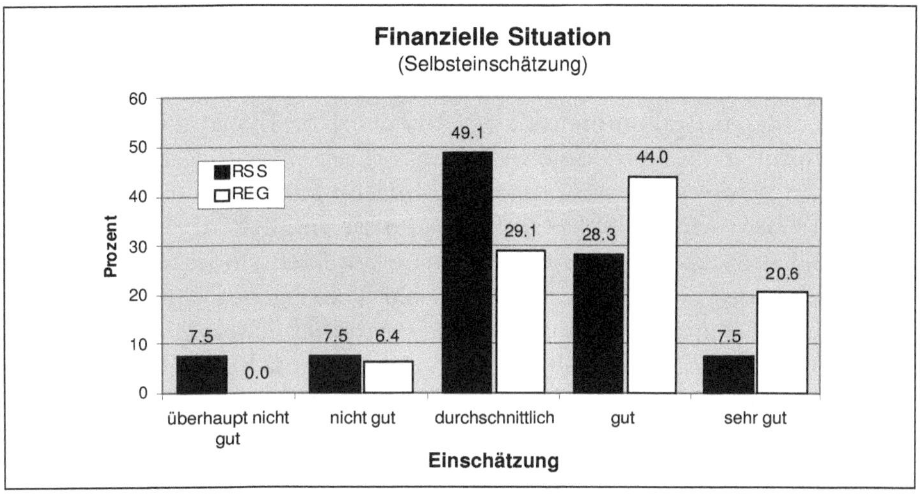

Abb. 2: Selbsteinschätzung der familiären finanziellen Situation, getrennt nach RSS und REG. Der Unterschied der beiden Kollektive ist mit $p < 0.001$ gesichert (Median-Test).

Ein Grossteil der Eltern schätzt die familiäre finanzielle Situation für gut ein (39.5 %), etwas weniger für durchschnittlich (34.4 %). Immerhin rund 17 % geben an, sehr gut situiert zu sein. Eine Minderheit schätzt ihre Situation als „nicht gut" (6.7 %) oder „überhaupt nicht gut" (2.1 %) ein.

Vergleicht man die beiden Kollektive RSS und REG, dann zeigt sich im mittleren und oberen Segment ein differenziertes Bild. Annähernd die Hälfte der RSS-Eltern gibt an, in einer durchschnittlichen Situation zu sein. Nur 28.3 % fühlen sich gut situiert, und nur 7.5 % als „sehr gut". Letztere sind bei den REG-Eltern fast 3-mal häufiger vertreten. Eltern, die ihre finanzielle Situation als „nicht gut" oder „überhaupt nicht gut" beurteilen, sind in den RSS zu 15 %, in den REG zu 6,4 % vertreten. Fasst man die Situationen „gut" und „sehr gut" zusammen und vergleicht sie mit der Kategorie „durchschnittlich", dann ergibt sich mit dem Median-Test zwischen den Kollektiven RSS und REG ein signifikanter Unterschied mit $p < 0.001$. Gibt man den einzelnen Kategorien einen Wert von 1 („überhaupt nicht gut") bis 5 („sehr gut"), dann errechnet sich der Mittelwert für die Eltern an den RSS auf 3,2, derjenige der Eltern an den REG auf 3,8. Das heisst, die Einschätzung der RSS-Eltern liegt eher bei „durchschnittlich", diejenige der REG-Eltern nahe bei „gut".

Auf Grund von Angaben der Finanzbuchhaltung der RSS Bern und Ittigen ergibt sich für die Einkommensverhältnisse ein mit unseren Daten weitgehend identisches Bild (unveröffentlichte Zahlen 2003/2004). Unsere Ergebnisse dürfen deshalb für die RSS als weitgehend repräsentativ gelten. Ein Vergleich mit der Steuerstatistik des Kantons Bern hat zudem gezeigt, dass die unteren Einkommensklassen bei den RSS-Eltern am kantonalen Durchschnitt gemessen übervertreten sind.

Um ein weiteres Mass für die ökonomische Situation der Familien zu erhalten, haben wir die Wohlstandsverhältnisse verglichen. Hurrelmann et al. (2003) haben dazu für eine internationale Vergleichsstudie im Auftrag der WHO folgende Parameter verwendet: a) ein/kein eigenes Zimmer des Kindes, b) Anzahl von Büchern im Haushalt (= Anzahl Bücherregale), c) Anzahl Autos pro Haushalt, d) Anzahl Fernsehgeräte, e) Anzahl Wochen, in denen die Familie in den letzten 12 Monaten Urlaub gemacht hat. Da wir davon ausgehen, dass ein TV-Gerät heute zur Grundausstattung eines Haushaltes gehört, haben wir diesen Punkt durch die Anzahl von Computern ersetzt. Jedem Parameter wird zur Auswertung ein Wert von 0 oder 1 bzw. 0 bis 3 zugeordnet. Die 5 Werte pro Familie werden aufsummiert. Im Maximum ergibt dies 16 Wohlstandspunkte. Abb. 3 gibt die Ergebnisse für die beiden Kollektive RSS und REG wieder:

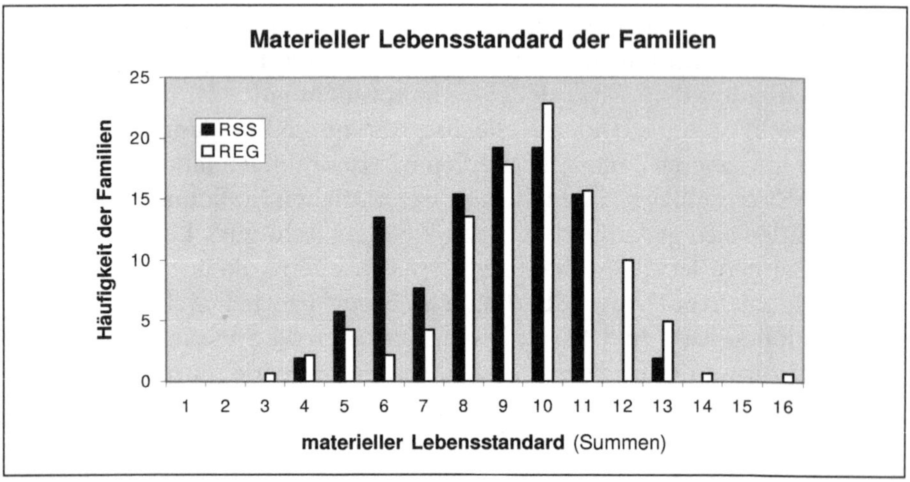

Abb. 3: Materieller Lebensstandard der erhobenen Familien, getrennt nach den Kollektiven RSS und REG. Der Unterschied ist mit $p > 0.025$ gesichert.

Der Mittelwert des materiellen Lebensstandards der RSS-Familien liegt bei $m_1 = 8.5$, derjenige der REG-Familien bei $m_2 = 9.5$ (Mittelwert des Gesamtkollektivs m = 9.2). Der Median-Test ergibt für die beiden Kollektive REG und RSS einen signifikanten Unterschied mit $p < 0.025$. Dies bedeutet, dass der materielle Lebensstandard der RSS-Familien im Durchschnitt um einen Punktwert tiefer liegt als bei den REG-Familien. Wie die Grafik in Abb. 3 veranschaulicht, sind die Unterschiede zwischen den Teilkollektiven besonders im ersten und dritten Drittel der Standardverteilung markant: Im ersten Drittel gibt es eindeutig mehr RSS-Familien als REG-Familien mit einem niedrigen materiellen Lebensstandard; im obersten Drittel sind die Verhältnisse unzweideutig umgekehrt. Im mittleren Drittel sind die Unterschiede am wenigsten ausgeprägt.

2.2.8 Zugehörigkeit zu einer Bevölkerungsschicht

Als Letztes wurden die Eltern gebeten, sich einer bestimmten Bevölkerungsschicht zuzuordnen. Die Frage lautete: *„Welcher der folgenden Bevölkerungsschicht würden Sie sich am ehesten zurechnen?“* Zum Ankreuzen wurde angeboten: Unterschicht; untere Mittelschicht; Mittelschicht; obere Mittelschicht; Oberschicht. Eine Erklärung, wie sich diese Bevölkerungsschichten voneinander abgrenzen, wurde im Fragebogen nicht gegeben. Die Antworten lassen eine Zuordnung aufgrund einer gefühlten Zugehörigkeit erwarten. Die Ergebnisse zu dieser Frage zeigt Abb. 4.

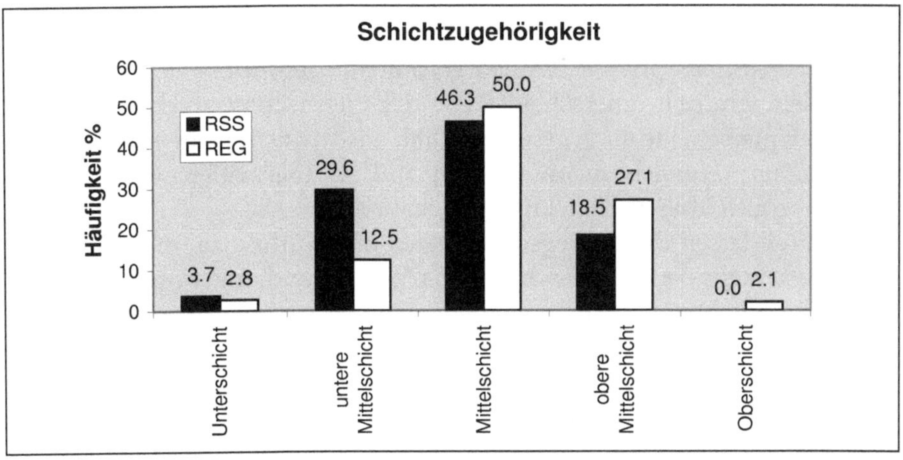

Abb. 4: Schichtzugehörigkeit der Eltern RSS und REG (Selbsteinschätzung). Die beiden Kollektive unterscheiden sich signifikant auf dem Niveau $p = 0.05$.

Erwartungsgemäss liegen die meisten Eltern mit ihrer Antwort in der Mitte. Vergleicht man die Verteilung der beiden Kollektive RSS und REG, ergeben sich auffällige Unterschiede: Markant sind besonders die unterschiedlichen Zuordnungen zur unteren bzw. zur oberen Mittelschicht. Die Eltern der RSS rechnen sich demnach eher der unteren Mittelschicht, die der REG eher der oberen Mittelschicht zu. In beiden Kollektiven sind die Zuordnungen zur Oberschicht bzw. zur Unterschicht marginal. Insgesamt ergibt sich mit dem Median-Test ein Unterschied mit einer Signifikanz von $p < 0.05$.

2.2.9 Zwischenergebnisse und Diskussion

Die Hauptfrage der vorliegenden Erhebung ist die Frage nach dem aktuellen Gesundheitsstatus der Kinder im Alter von 4 bis 8 Jahren. Wir gehen mit zahlreichen Autoren davon aus, dass die sozialen und ökonomischen Ressourcen sowie der Bildungsstand wesentliche Faktoren für die Gesunderhaltung von Menschen darstellen. Aus diesem Grund ist den soziodemografischen Fragen in unserer Erhebung relativ breiter Raum gegeben. Dabei ist zu berücksichtigen, dass die vorliegende Erhebung nicht auf die Schulen abzielt, sondern auf die Kinder und deren Eltern bzw. Familien. Deshalb ist es unerheblich, dass die an der Befragung beteiligten Familien aus Gründen einer sprachlichen Selektion kein repräsentatives Bild der Gesamtelternschaft an den betreffenden Schulen abgeben.

Da die RSS als private Schulen vermuten lassen, dass sich die Elternschaft demografisch unterscheidet von der Elternschaft an den REG und sich die Unterschiede auch gesundheitlich ausdrücken, ist es gerechtfertigt, beide einem Vergleich zu unterziehen und zu überprüfen, inwiefern die Kinder vergleichbaren Kollektiven angehören.

Generell lassen die vorliegenden Daten den Schluss zu, dass die Familien grösstenteils dem unteren bis oberen Mittelstand angehören und einen durchschnittlichen materiellen Lebensstandard leben. Die meisten Familien sind intakt, d.h. Vater und Mutter leben zusammen mit dem Kind oder den Kindern (74.3 %). Alleinerziehende Eltern sind zu 14.1 % vertreten, was ungefähr dem Durchschnitt im Kanton Bern entspricht (14.6 %), aber niedriger liegt als der Anteil in der Stadt Bern (23.6 %; Bundesamt für Statistik 2000). Die durchschnittliche Anzahl Kinder pro Familie liegt bei 2.3 Kindern.

Drei Viertel der Familien leben in städtischen Verhältnissen, praktisch alle (96 %) aber geben an, in einer grünen Umgebung mit eigenem Garten oder anderen Grünflächen zu leben. 43.4 % der Familien leben in einem Mehrfamilienhaus (zwei und mehr Wohnungen), etwas weniger (39.5 %) bewohnen ein 1-Familienhaus.

Der Mittelstand spiegelt sich auch in den ökonomischen Verhältnissen wider. 88.3 % der Väter arbeiten als Angestellte oder in selbständiger Tätigkeit. Umgekehrt sind mehr als ein Fünftel (22.2 %) der Mütter ohne Erwerbsarbeit bzw. arbeiten zu mehr als der Hälfte (54 %) in Teilzeitanstellung. 36 % der Eltern sind Einfachverdiener, 60 % sind Doppelverdiener. Das klassische Familienmodell mit erwerbstätigem Vater und erziehender Mutter wird in den REG-Familien deutlich häufiger realisiert als in den RSS-Familien. In letzteren scheint eine ausgewogene Aufgabenteilung von Vater und Mutter bezüglich Erwerbstätigkeit und Kinderbetreuung häufiger verwirklicht als in den REG-Familien. Die Mehrheit aller Eltern (73.9 %) gibt an, dass es ihnen finanziell „durchschnittlich“ oder „gut“ geht. „Sehr gut“ situierte Eltern sind mit 16.9 %, „schlecht“ und „sehr schlecht“ situierte mit 8.8 % vertreten.

Nicht ganz ins Bild des Mittelstandes und der ökonomischen Verhältnisse passt der Bildungsstand der Eltern. Hier fällt der vergleichsweise sehr hohe Anteil von Eltern mit einem höheren Bildungsabschluss (Hochschule, Universität) auf, bei gleichzeitig relativ niedrigem Anteil von Eltern mit einem Abschluss auf der Sekundarstufe II (Berufsschule, Gymnasium, Lehrerseminar etc.). Da diese Verhältnisse sowohl bei den Eltern der RSS als auch der REG ähnlich sind, liegt die Vermutung nahe, die Unterschiede zu den nationalen Daten könnten am eingesetzten Messinstrument hängen. So ist es beispielsweise denkbar, dass die Kategorien „Fachschule“ (Sekundarstufe II) und „Fachhochschule“ (Tertiärstufe) bei den Eltern zu Verwechslungen und damit zu einer Verfälschung der Klassenbildung führten. Dies ist deshalb denkbar, weil gerade in diesem Bereich in den letzten Jahren zahlreiche Umstrukturierungen vorgenommen wurden. So waren die Lehrerseminarien früher auf der Sekundarstufe II angesiedelt, heute sind sie der Universität angegliedert und gehören damit der Tertiärstufe an. Ein weiterer Grund für die Diskrepanzen könnte darin liegen, dass die Eltern beim „höchsten Schulabschluss“ nicht unterschieden haben zwischen „beruflicher Grundausbildung“ (Sekundarstufe II) und „beruflicher Weiterbildung“ und letztere der Kategorie „Fachhochschule“ (Tertiärstufe) zugeordnet haben.

Beim Vergleich der Eltern der RSS und REG fallen einige Unterschiede auf, die eine Analyse erfordern. So haben wir gefunden, dass die Familien in den REG sehr viel häufiger „intakt" sind als in den RSS (59% vs. 70%). Umgekehrt sind die Familien in getrennter oder allein erziehender Situation in den RSS zu rund 28% vertreten gegenüber rund 17% in den REG. In den RSS geben 50% an, dass das Kind über ein eigenes Zimmer verfügt, in den REG sind es 77%. Die Eltern der RSS bewohnen zu 22% ein Einfamilienhaus, die der REG zu 46%. Die Einfachverdiener sind in den RSS zu 30% vertreten, in den REG zu 38%. Dementsprechend sind die Familien, in denen beide Eltern einem Verdienst nachgehen, in den RSS häufiger als in den REG (67% vs. 57%). Ein Grund dafür könnte sein, dass rund 63% der RSS-Eltern angeben, wegen der Schule zusätzlich arbeiten zu müssen (ganz oder teilweise); bei den REG-Eltern machen nur 12% diese Angabe. Nicht zuletzt fällt die globale Selbsteinschätzung der finanziellen Situation bei den RSS-Eltern signifikant weniger gut aus als bei den REG-Eltern. Nicht zuletzt zeigt der Vergleich der materiellen Lebensstandardsituation signifikante Unterschiede.

Bezüglich des erfassten Kinderkollektivs ergibt sich eine mehr oder weniger ausgeglichene Altersstruktur mit einem leichten Überhang älterer Kinder (8-Jährige bzw. Zweitklässler). Am wenigsten vertreten sind die ganz Kleinen (4-Jährige) sowie die Kinder, die über dem normalen Alter einer 2. Klasse liegen (9-Jährige). Das Geschlechterverhältnis von Knaben zu Mädchen = 55 : 45 liegt im Grössenbereich nationaler Daten (51.4 : 48.6; 0–19 Jahre; BfS 2005).

Insgesamt dürfen wir davon ausgehen, dass sowohl die Kinder- als auch die Elternkollektive sozial und ökonomisch homogen genug sind, um eine Grundlage abzugeben für eine vergleichende Analyse der erhobenen gesundheitlichen Daten. Im nachfolgenden Kapitel stellen wir die Ergebnisse der kulturell orientierten Fragen dar.

2.3 Einstellung der Eltern zur Schule und Erziehung in der Familie

2.3.1 Erwartungen an die Schule

Die Eltern wurden gefragt *„Was glauben Sie, was die Schule insgesamt anstreben sollte? Nummerieren Sie bitte die nachfolgenden Ziele in der Reihenfolge, wie Sie sie für wichtig halten (d.h. das für Sie Wichtigste erhält eine 1, das Zweitwichtigste eine 2 usw.)"*. Folgende Zielsetzungen waren im Fragebogen vorgegeben:

- *Die Kinder sollten sich später im Berufsleben bewähren und ihre Existenz sichern können.*
- *Den Kindern sollte ein sozialer Aufstieg ermöglicht werden (z.B. in Richtung höherer Berufsbildung).*
- *Persönlichkeitsbildung (Autonomie und Selbständigkeit, Handlungs- und Urteilsfähigkeit, Sozialkompetenz etc.)*
- *andere: ...*

In Tab. 18 sind die Ergebnisse in ihrer prozentualen Verteilung wiedergegeben. Die Zielsetzungen sind dabei in der Reihenfolge der Rangierung geordnet:

Erwartungen der Eltern an die Schule	RSS				REG				ALLE			
Rang:	1.	2.	3.	4.	1.	2.	3.	4.	1.	2.	3.	4.
Persönlichkeitsbildung	100	0	0	0	68.4	19.9	10.3	0	84.2	10.9	5.1	0
Existenzsicherung und berufliche Bewährung	0	69.2	29.4	0	21.3	49.3	27.2	0.	10.7	59.2	28.3	0
Sozialer Aufstieg	0	25.0	70.6	3.8	10.3	26.5	55.1	2.9	5.1	25.7	62.9	3.4
anderes	0	3.8	0	0	0	2.9	0	3.7	0	3.4	0	1.8
%-Summe der Eltern oder Elternpaare	100	98	100	4	100	99	93	7	100	99.3	96.3	5.2

Tab. 18: Bildungsaspirationen der Eltern (prozentuale Verteilung der Erwartungen an die Schule, was diese fördern sollte). Die häufigsten Nennungen je Rangnennung sind grau unterlegt.

Die Tabelle lässt erkennen, dass die Persönlichkeitsbildung bei der Mehrheit der Eltern (84.2%) an erster Stelle steht, gefolgt von der Existenzsicherung und der beruflichen Bewährung. Ein sozialer Aufstieg steht bei den meisten Eltern (62.9%) erst an dritter Stelle. „Anderes" wurde nur von sehr wenigen Eltern genannt (z.B. wurden erwähnt: Kreativität, Wissenskompetenz).

Die Rangierung der Zielsetzungen ist in den RSS und REG gleich. In den RSS sind sich aber ausnahmslos alle Eltern (100%) einig, dass der Persönlichkeitsbildung oberste Priorität zukommt. In den REG sind dies rund zwei Drittel der Eltern, die übrigen halten die Existenzsicherung oder den sozialen Aufstieg für das Wichtigste. Die Unterschiede RSS-REG in der Gewichtung von Persönlichkeitsbildung, Existenzsicherung und sozialem Aufstieg sind signifikant mit $p < 0.0005$.

2.3.2 Zufriedenheit der Eltern mit der Schule

Die Eltern wurden gebeten, ihre Zufriedenheit mit der Schule in einer Skala von 1 („sehr unzufrieden") bis 10 („sehr zufrieden") zu beurteilen. Im Fragebogen wurde unterschieden zwischen: Pädagogischem (Lehrplan, Unterricht, Lernklima), Sozialem (Beziehungen Lehrer-Eltern, Eltern-Eltern, Lehrer-Schüler, Schüler-Schüler) und Organisatorischem (Schulorganisation, Schulführung, Information). Die Mittelwerte der Ergebnisse sind in Abb. 5 gezeigt. In Tab. 19 sind zu den Mittelwerten die häufigsten Werte (Modal), die Minimal- und Maximalwerte sowie die Standardabweichungen angegeben.

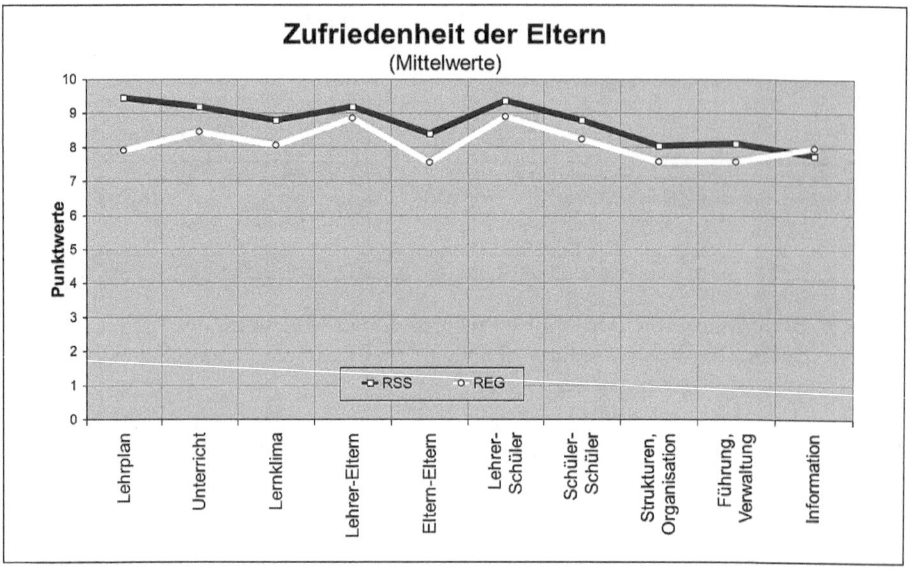

Abb. 5: Zufriedenheit der Eltern mit der Schule, differenziert nach Pädagogischem, Sozialem und Organisatorischem (Mittelwerte)

Grundsätzlich lässt sich feststellen, dass die generelle Zufriedenheit der Eltern mit der Schule sehr hoch ist. Im Mittel liegt die Zufriedenheit bei den RSS-Eltern bei 8.7 Punkten, bei den REG-Eltern bei 8.1 Punkten. Die grösste Zufriedenheit besteht bei den RSS-Eltern gegenüber dem Lehrplan (9.5 Punkte) bei gleichzeitig kleinster Streuung (SD = 0.8). Am schlechtesten kommen bei den REG-Eltern das Eltern-Eltern-Verhältnis sowie die Zufriedenheit mit den Schulstrukturen und der Schulführung weg (mit jeweils 7.6 Punkten). Hier gibt es auch die grössten Streuungen.

Zufriedenheit der Eltern mit der Schule		Lehrplan	Unterricht	Lernklima	Lehrer-Eltern	Eltern-Eltern	Lehrer-Schüler	Schüler-Schüler	Strukturen, Organis.	Führung, Verwaltung	Information	Mittel
RSS	Mittelwerte	9.5	9.2	8.8	9.2	8.4	9.4	8.8	8.0	8.1	7.8	8.7
	SD	0.8	1.1	1.6	1.0	1.3	0.9	1.1	1.2	1.4	1.8	1.2
	Modalwert	10	10	10	10	9	10	9	8	8	8	9.2
	Max	10	10	10	10	10	10	10	10	10	10	10
	Min	7	6	4	6	3	6	6	5	4	3	5.0
REG	Mittelwerte	7.9	8.5	8.1	8.9	7.6	8.9	8.2	7.6	7.6	8.0	8.1
	SD	1.6	1.5	1.8	1.3	1.9	1.2	1.4	1.9	2.0	1.9	1.6
	Modalwert	8	10	8	10	8	10	9	9	9	8	8.9
	Max	10	10	10	10	10	10	10	10	10	10	10
	Min	1	4	2	3	1	4	3	2	2	1	2.3

Tab. 19: Kennzahlen zur Zufriedenheit der Eltern mit der Schule. Mittelwert = arithmetischer Durchschnitt; Modalwert = häufigster Wert; Max = grösster Wert; Min = kleinster Wert; SD = Standardabweichung = Mass für die mittlere Streuung.

Vergleicht man die Zufriedenheit RSS-REG, dann zeigt sich eine durchgängig höhere Bewertung durch die RSS-Eltern im Vergleich zu den REG-Eltern (mit Ausnahme der Information). Über alle zehn Fragepunkte ergibt sich mit dem Median-Test nur ein tendenzieller Unterschied ($p = 0.12$); die Unterschiede der Zufriedenheit mit dem Pädagogischen sind mit $p < 0.001$ hoch signifikant, ebenso mit dem Sozialen ($p < 0.005$); die Unterschiede in der Zufriedenheit mit der Organisation, der Verwaltung und der Information sind nicht signifikant.

Die beiden Teilkollektive RSS und REG sind nur bedingt vergleichbar, da vermutet werden kann, dass der bekundeten Zufriedenheit unterschiedliche Erwartungen der jeweiligen Eltern an die Schule zugrunde liegen. In Betracht kommen hier etwa die Bildungserwartung auf Grund bestimmter pädagogischer Konzepte (positive Schulwahl im Falle der RSS), die Möglichkeit zur Partizipation sowie kulturelle und weltanschauliche Vorstellungen.

2.3.3 Engagement der Eltern für die Schule

Die Zufriedenheit der Eltern mit der Schule könnte sich auch im Engagement widerspiegeln, das die Eltern bereit sind zu erbringen. Deshalb haben wir gefragt: *„Wie viele Stunden haben Sie (allein oder mit Partner/-in) schätzungsweise im laufenden Schuljahr für die Schule investiert (z.B. Mithilfe bei Klassenprojekten, Schulfesten etc., aber ohne Elternabende und Lehrer-Eltern-Gespräche oder Begleitung des Kindes zur Schule)?"* Die angegebene geschätzte Anzahl Stunden pro Familie sind in Tab. 20 zusammengestellt:

Engagement für die Schule	RSS (n = 49)	REG (n = 144)	
Mittelwert	48	13	Stunden pro Familie
Max	220	120	Stunden
Summe	2418	1629	Stunden
prozentuale Beteiligung an Aktivitäten	91	74	% aller Eltern/Familien

Tab. 20: Engagement der Eltern für die Schule im laufenden Schuljahr (Juni 2006).

Die Zahlen machen sichtbar, dass der zeitliche Einsatz der Eltern an den RSS rund 3- bis 4mal grösser ist als an den REG. Auch der Anteil von Eltern, die sich an der Schule beteiligen, ist grösser (91% vs. 74%). Der maximale Zeitaufwand, der im laufenden Schuljahr (Befragungszeitpunkt: Juni 2006) effektiv geleistet wurde, beträgt in den RSS rund 220 Stunden, in den REG 120 Stunden. Berücksichtigt man, dass die befragten Kollektive in den RSS aus 49 Familien, in den REG aus 144 Familien bestehen, ist das gesamthaft aufgebrachte Engagement von 2418 Stunden pro Schuljahr beträchtlich!

2.3.4 Schulfreude der Kinder

Wir haben die Eltern gefragt, wie sie die Schulfreude ihrer Kinder generell einschätzen. Die Frage lautete: *„Geht Ihr Kind gerne zur Schule (wegen Unterricht, Lehrer oder Lehrerin)?"* Die zur Auswahl stehenden Antworten waren: sehr gerne, recht gerne, mässig, eher nicht gerne, überhaupt nicht gerne. Jede Antwort wurde mit einem Wert 0 (überhaupt nicht gerne) bis 4 (sehr gerne) taxiert.

Die erhaltenen Antworten auf diese Frage sind in Abb. 6 im unteren Teil der Grafik dargestellt. Sie macht sichtbar, dass die Mehrheit der Kinder gerne oder sehr gerne zur Schule geht (über 50 %). Nur wenige Eltern geben an, dass ihr Kind nur „mässig" (Wert 2) oder „eher nicht gerne" (Wert 1) zur Schule geht. Tendenziell ist die Schulfreude bei den Kindern der RSS etwas grösser als in den REG, allerdings ergibt ein Vergleich wegen zu wenig Daten im untersten Wertebereich keine Signifikanz.

Wir können die Schulfreude als reziproken Ausdruck von Angst und Stress interpretieren. So gesehen lässt sich aus den Ergebnissen folgern, dass die Eltern der Auffassung sind, ihre Kinder gingen angstfrei und ohne Stress zur Schule.

Um einen möglichen Zusammenhang der Schulfreude mit der Elternzufriedenheit zu eruieren, haben wir die Mittelwerte der Zufriedenheit mit dem Pädagogischen und Sozialen in Relation gesetzt mit der Schulfreude der Kinder.

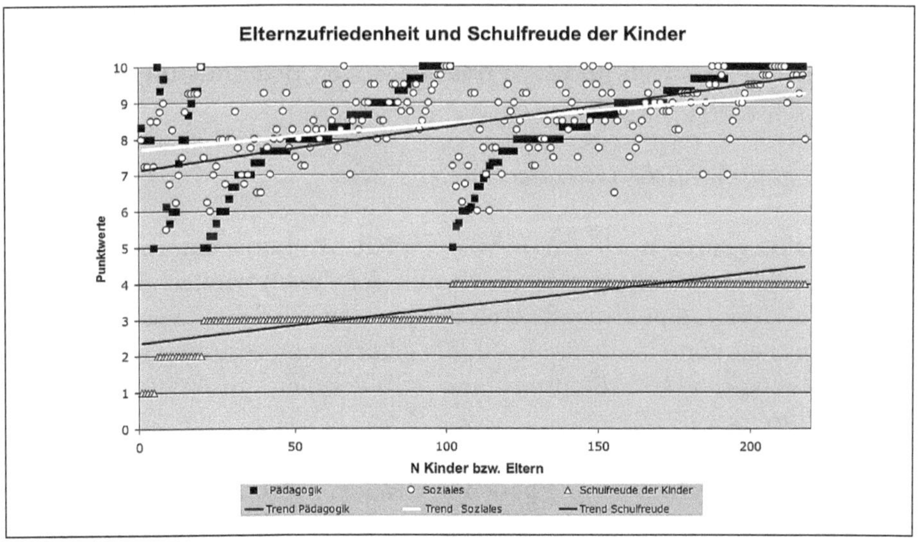

Abb. 6: Zufriedenheit der Eltern mit dem Pädagogischen und Sozialen der Schule (oben) und die Schulfreude der Kinder (unten). Die Daten für die Elternzufriedenheit sind nach zunehmender Schulfreude der Kinder geordnet.

Die einzelnen Werte sind in der Abbildung als Punkte dargestellt. Wegen der grösseren Skalenbreite streuen die Werte für die Elternzufriedenheit (Werte 1 bis 10) stärker als die Werte für die Schulfreude der Kinder (Werte 0 bis 4).

Um den Zusammenhang der Punktmengen sichtbar zu machen, haben wir zu den Datenpunkten die jeweilige lineare Trendlinie errechnet. Da die Elternzufriedenheit insgesamt relativ hoch ist (s. o.), haben die Trendlinien für das Pädagogische und Soziale nur eine geringe Steigung. Der Verlauf der Trendlinien macht deutlich, dass es einen Zusammenhang gibt zwischen der Elternzufriedenheit und der Schulfreude der Kinder: Schulfreudige Kinder haben eher zufriedene als unzufriedene Eltern (und umgekehrt). Das ist besonders am rechten Ende der Punktmenge zu sehen, wo die Datenpunkte der Eltern weniger stark streuen als im linken. Ein Vergleich der Elterndaten (Pädagogisches und Soziales) mit den Kinderdaten (Schulfreude) ergibt mittels Median-Test einen Zusammenhang mit einer Sicherheit von 95 % ($p < 0.05$).

Da in beiden Kollektiven nur sehr wenige Kinder eher nicht gerne oder überhaupt nicht gerne zur Schule gehen, lässt sich ein Vergleich RSS-REG hier nicht anstellen.

Die Korrelation von Elternzufriedenheit und Schulfreude der Kinder sagt noch nichts darüber aus, welcher der beiden Faktoren den anderen verursacht. Vermutlich handelt es sich hier um eine Wechselwirkung im Sinn einer gegenseitigen positiven oder negativen Beeinflussung.

2.3.5 Weltanschauliche Orientierung der Eltern

In der Salutogenese nach Antonovsky spielt „Weltanschauung" eine gesundheitsrelevante Rolle durch das Gefühl der Zugehörigkeit einer Einzelperson zu einer Gemeinschaft. Weltanschauung wird hier verstanden als die Gesamtheit von Überzeugungen, die gemeinsam vertreten werden und die einen gewissen Grundkonsens innerhalb der Gemeinschaft gewährleisten (Antonovsky 1997).

Da die RSS mit ihrer Pädagogik und dem Schulkonzept explizit eine weltanschauliche Orientierung haben und sich einem entsprechenden Menschenbild verpflichten, könnte dies mit ein Grund sein für die relativ hohe Motivation der Eltern zur Partizipation an der Schule. Deshalb haben wir die Eltern der RSS mit einer Reihe von Fragen konfrontiert, die gewisse Rückschlüsse auf ein weltanschaulich motiviertes Engagement zulassen.

Die zwei ersten Fragen an die Eltern der RSS lauteten: 1) *„Haben Sie eine anthroposophische Lebenseinstellung?"* und 2) *„Orientieren Sie sich anderweitig an esoterischen, spirituellen oder religiösen Weltanschauungen?"* Die zweite Frage wurde zum Vergleich auch den Eltern der REG gestellt. Tab. 21 zeigt die Ergebnisse.

Die grösste Elterngruppe der RSS (61.1 %) beantwortet die erste Frage mit „eher ja". Ein ausgeprägtes Ja geben 9.3 %. Knapp ein Drittel der Eltern geben „eher nein" (18.5 %) oder „nein" (11.1 %) zur Antwort. Das „eher ja" lässt sich interpretieren als „an Anthroposophie interessiert", während das „ausgeprägte Ja" bedeuten kann, dass Anthroposophie auch aktiv praktiziert und vertreten wird. Eigentliche Anthroposophen wären demnach in der Elternschaft der RSS zu knapp 10 % vertreten, während rund 60 % als „an Anthroposophie Interessierte" gelten dürften.

Anthroposophische Lebenseinstellung			**anderweitige Weltanschauungen**			
Haben Sie eine anthroposophische bzw. anderweitige spirituelle etc. Lebenseinstellung?	RSS		RSS		REG	
	n	%	n	%	n	%
nein	6	11.1	12	22.2	63	**43.8**
eher nein	10	18.5	19	**35.5**	40	27.8
eher ja	33	**61.1**	19	**35.5**	28	19.4
ausgeprägt ja	5	9.3	4	7.4	10	6.9
keine Antwort	0	0	0	0	3	2.1
Summe der Eltern	54	100	54	100	144	100

Tab. 21: Weltanschauliche Orientierung der Eltern.

Bezüglich anderweitiger esoterischer, spiritueller oder religiöser Weltanschauungen geben mehr als die Hälfte (57.7 %) der RSS-Eltern ein „nein" oder „eher nein" zur Antwort. In den REG werden diese Antworten zu 71.6 % abgegeben. Ein „eher ja" oder ein „ausgeprägt ja" geben insgesamt 42.9 % der RSS-Eltern, in den REG sind dies nur etwas mehr als halb soviel, nämlich 26.3 %.

Aus diesen Ergebnissen lässt sich der Schluss ziehen, dass eine explizit weltanschauliche Orientierung unter den Eltern der RSS deutlich stärker vorhanden (ca. 70 %) ist als an den REG (26.3 % der Eltern). Die „eigentlichen Anthroposophen" stellen an den RSS die kleinste Gruppe dar, während der Anthroposophie gegenüber offene Eltern die grösste Gruppe stellen.

Da eine weltanschauliche Orientierung auch anders als an der Anthroposophie oder an anderen spirituellen Inhalten erfolgen kann, haben wir die Eltern nach der Bedeutung der so genannten Kultur (Musik, Theater, Film, Literatur usw.) befragt. Wir gehen dabei davon aus, dass Kultur im Sinne Ernst Cassirers prinzipiell Inbegriff symbolischer Weltaneignung ist und damit in der konkreten Ausprägung durch Literatur, Musik, Theater,

Film etc. implizit immer auch „Weltanschauung" vermittelt (siehe dazu Niesseler 2003). Die Antworten auf die Frage an die Eltern nach der Bedeutung der so genannten Kultur für ihr persönliches Leben sind in Tab. 22 aufgeführt. Die konkrete Frage lautete: *„Spielt in Ihrem persönlichen Leben die so genannte Kultur (Musik, Theater, Film, Literatur etc.) eine Rolle?"*

Von den RSS-Eltern geben insgesamt 35.2% an, sich ausdrücklich an der Kultur zu orientieren, in den REG sind es rund 18% der Eltern. Die kulturabstinenten Eltern („nein" und „eher nein") sind an den REG rund dreifach so stark vertreten wie in den RSS (17.4% vs. 5.6%). Ein „eher ja" ist bei beiden Kollektiven ungefähr gleich stark vertreten (59.3% bzw. 61.8%). Dezidierte nein-Antworten gibt es nur von 4 Eltern (2.8%). Vergleichen wir die positiven Antworten („eher ja" und „ja") mit den negativen („nein" und „eher nein") und kreuzen diese mit den Kollektiven RSS und REG, ergibt sich zwischen letzteren ein signifikanter Unterschied mit $p < 0.05$. Wir können daraus schliessen, dass die so genannte Kultur in der Elternschaft der RSS eine grössere Bedeutung hat als in den REG.

So genannte Kultur im persönlichen Leben?	RSS		REG	
diese spielt in unserem/meinem Leben eine Rolle ...	n	%	n	%
nein	0	0	4	2.8
eher nein	3	5.6	21	14.6
eher ja	32	59.3	89	61.8
ausgeprägt ja	19	**35.2**	26	18.1
keine Antwort	0	0	4	2.8
Summe der Familien	54	100	144	100

Tab. 22: Bedeutung der so genannten Kultur im persönlichen Leben der Eltern ($p < 0.05$).

„Weltanschauung" kann sich auch in religiösen Grundüberzeugungen artikulieren. Wir gehen davon aus, dass sich diese aber nicht zwingend in der Zugehörigkeit zu einer religiösen Gemeinschaft (Kirche o.Ä.) äussern müssen. Trotzdem stellten wir an die Eltern die Frage, ob sie mit dem Kind in eine ausgesprochen religiöse Gemeinschaft eingebunden seien. Diese Frage ergab folgende Verteilung von Antworten (Tab. 23):

Wir sind mit dem Kind in einer ausgesprochen religiösen Gemeinschaft eingebunden	RSS		REG	
dies trifft ...	n	%	n	%
sehr zu	3	5.6	5	3.5
ziemlich zu	5	9.3	4	2.8
etwas zu	3	5.6	19	13.2
kaum zu	8	14.8	20	13.9
nicht zu	35	64.8	93	64.6
keine Angabe	0	0	3	2.1
Summe der Eltern	54	100	144	100

Tab. 23: Antworten der Eltern auf die Frage: *„Sind Sie in einer ausgesprochen religiösen Gemeinschaft eingebunden?"* Die Unterschiede RSS-REG sind nur schwach signifikant ($p < 0.1$).

Die Mehrheit der Eltern (79.8 % bzw. 78.5 %) verneint die Frage (trifft kaum zu/trifft nicht zu). Ein dezidiertes Ja (trifft sehr zu) wird nur von einem kleinen Teil der Eltern abgegeben (5.6 % bzw. 3.5 %). Vergleicht man die RSS und die REG, dann ergeben sich kaum relevante Unterschiede: Da wie dort sind die Eltern, die eine soziale Einbindung in eine religiöse Gemeinschaft eingehen, eine eindeutige Minderheit. Vergleichen wir die beiden Kollektive und kreuzen sie mit den positiven bzw. negativen Antworten (trifft „sehr zu"/„ziemlich zu" bzw. trifft „kaum zu"/„nicht zu"), dann ergibt sich ein tendenzieller Unterschied mit $p = 0.084$.

Um herauszufinden, wie weit die Kinder auch tatsächlich in die religiöse Orientierung der Eltern einbezogen sind, haben wir die Frage nach einem Abendritual gestellt. Wir sind davon ausgegangen, dass ein Abendritual mit den Kindern nicht zwingend durch Inhalte definiert ist („Beten"), sondern auch durch die Schaffung einer Stimmung am Ende des Tages bestimmt sein kann (z.B. durch das gemeinsame Singen eines Gute-Nacht-Liedes).

Abendritual mit Beten oder Singen	RSS		REG	
	n	%	n	%
ja	43	79.6	86	59.7
nein	11	20.4	56	38.9
keine Antwort	0	0	2	1.4
Summe der Eltern	54	100	144	100

Tab. 24: Antworten auf die Frage: *„Pflegen Sie mit Ihrem Kind ein Abendritual, wo gesungen oder gebetet wird?"* (Vergleich RSS-REG: $p < 0.05$).

Die Mehrheit der Eltern gibt an, mit dem Kind ein Abendritual zu pflegen, bei den RSS-Eltern allerdings deutlich häufiger als in den Familien der

REG (ca. 80 % vs. ca. 60 %). Bei Letzteren sind die nein-Antworten doppelt so häufig wie bei den RSS (ca. 39 % vs. ca. 20 %). Ein Vergleich der beiden Kollektive ergibt einen signifikanten Unterschied auf dem Niveau $p < 0.05$.

2.3.6 Einstellung der Eltern zur Schule

Wie die Fragen im vorigen Kapitel wurden auch die Fragen zum Ermitteln der Einstellung der Eltern zur Schule differenziert nach RSS und REG formuliert. Weil wir davon ausgehen, dass die Wahl der Eltern an den RSS eine mehr oder weniger positive Wahl auf Grund pädagogischer, sozialer oder weltanschaulicher Motive war, sind die entsprechenden Fragen an die RSS-Eltern auch differenzierter formuliert als für die Eltern der REG. Eine direkte Vergleichbarkeit der Antworten RSS und REG ist nur bedingt möglich.

Eine Reihe von Fragen haben wir ausschliesslich den Eltern der RSS gestellt. Die Fragen betreffen die Motivation der Eltern für die Wahl der RSS und die Erfahrungen, die sie damit an der Schule machen. In den folgenden Tabellen werden die Antworten auf die jeweiligen Fragen zusammengefasst:

Gründe für die Wahl der RSS	(Mehrfachnennungen)	
entscheidend für die Wahl war …	n	%
der kurze Schulweg	1	1.4
die Besonderheit der Berner bzw. Ittiger-Schule	9	12.7
die Besonderheit des RSS-Schulmodells	21	29.6
die anthroposophische Pädagogik	36	50.7
andere	4	5.6
Summe	71	100

Tab. 25: „Welches war der wichtigste Grund für die Wahl der Rudolf Steiner Schule?“

Der am häufigsten genannte Grund für die Wahl ist die Pädagogik der RSS (50.7 %), gefolgt von der Besonderheit des Schulmodells (29.6 %). Die Wahl auf Grund der konkreten Schule (Bern oder Ittigen) steht an dritter Stelle (12.7 %). Rein pragmatische Gründe (kurzer Schulweg) gibt es kaum. Als „andere Gründe“ wurden genannt (5.6 %): Empfehlung durch Erziehungsberatung, Nachbarn, Freunde oder Bekannte.

Um zu erfahren, wie grundlegend das Interesse an der RSS ist, fragten wir die Eltern, wann sie begonnen haben, sich für die RSS-Pädagogik zu interessieren. Die Verteilung der Antworten zeigt folgende Tabelle (Tab. 26):

Beginn des Interesses an der RSS-Pädagogik	n	%
Unser/mein Interesse hat ... begonnen		
vor der Geburt des Kindes	42	77.8
im 1. bis 4. Lebensjahr des Kindes	7	13.0
nach dem 5. Lebensjahr des Kindes	5	9.3
bis heute nicht	0	0
Summe der Eltern	54	100

Tab. 26: „Wann haben Sie begonnen, sich für die Pädagogik der Rudolf Steiner Schulen zu interessieren?“

Die meisten Eltern (77.8%) haben sich mit der RSS-Pädagogik beschäftigt, bevor sie Eltern wurden. Das Interesse an der Pädagogik kam bei 13% mit der Geburt des Kindes auf, bei ca. 9% erst mit der Einschulung.

Entsprechend fragten wir die Eltern, wann bei ihnen der Entschluss für die Wahl der RSS gefasst wurde (Tab. 27):

Entschluss für die RSS	n	%
wir haben uns ... für die RSS entschieden		
vor der Geburt des Kindes	23	42.6
1. bis 4. Lebensjahr des Kindes	18	33.3
nach dem 5. Lebensjahr des Kindes	13	24.1
Summe der Eltern	54	100

Tab. 27: „Wann haben Sie sich entschlossen, Ihr Kind in die RSS zu schicken?“

Die grösste Gruppe von Eltern (42.6%) hat sich für die RSS entschlossen, bevor sie Eltern wurden, gefolgt von gut einem Drittel aller Eltern, die den Entschluss in den ersten Lebensjahren ihres Kindes bzw. ihres Elternseins fassten. Knapp ein Viertel entschied sich auf die Einschulung hin für die RSS. Wie nachfolgende Tabelle (Tab. 28) zeigt, fand die Einschulung für die allermeisten Eltern (85%) mit dem Eintritt in den Kindergarten statt. 13% der Eltern schulten in die 1. Klasse ein, so genannte Quereinsteiger in die 2. Klasse sind zu knapp 2% vertreten.

Wie Tab. 29 zeigt, waren bei 44.6% beide Elternteile an der Entscheidfindung beteiligt, in rund 41% der Familien war die Mutter die treibende

Kraft. Väter scheinen nur selten die hauptsächliche treibende Kraft zu sein (knapp 4%).

Um die Motive der Schulwahl weiter zu differenzieren, haben wir gefragt, ob die Eltern die Existenz einer RSS auch für eine gesellschaftliche Notwendigkeit halten. Durch diese Frage sollte geklärt werden, inwiefern die Schulwahl nur aus persönlichen Motiven heraus erfolgte, oder ob ihr auch übergeordnete (gesellschaftliche) Überzeugungen zugrunde liegen. Die Antwortverteilung zeigt Tab. 30.

Eintritt in die RSS	n	%
Wir sind seit ... an der Schule		
Kindergarten	46	85.2
1. Klasse	7	13.0
2. Klasse	1	1.9
Summe der Eltern	54	100

Tab. 28: „In welche Klasse kam Ihr Kind in die Rudolf Steiner Schule?"

Treibende Kraft bei der Schulwahl	n	%
die treibende Kraft bei der Schulwahl war/waren ...		
beide Eltern	24	44.6
Mutter	22	40.7
Vater	2	3.7
andere	5	9.2
keine Antwort	1	1.8
Summe der Eltern	54	100

Tab. 29: „Wer war bei Ihnen die treibende Kraft bei der Wahl der Schule?"

Die RSS – eine gesellschaftliche Notwendigkeit?		
	n	%
nein	0	0
eher nein	0	0
eher ja	10	18.5
ja	41	75.9
weiss nicht	3	5.6
Summe	54	100

Tab. 30: „Glauben Sie, dass die Rudolf Steiner Schulen im Prinzip eine gesellschaftliche Notwendigkeit darstellen?"

Aus den Antworten auf die Frage nach der Notwendigkeit der RSS kann man schliessen, dass die allermeisten Eltern der Meinung sind, die RSS habe nicht nur für sie oder ihr Kind eine Wichtigkeit, sondern auch für die Gesellschaft insgesamt. Die Frage, wodurch die Meinung der Eltern begründet wird, lässt sich hier nicht beantworten. Man darf jedoch vermuten, dass die Eltern der Auffassung sind, die RSS hätten durch ihr besonderes Schulmodell einen öffentlichen Charakter, weil die Wahl der Schule auf Grund eines frei gefassten und selbst verantworteten Entschlusses erfolgen kann.

Da die RSS explizit anthroposophisch begründet sind und sich damit an einer bestimmten Weltanschauung orientieren, kommt häufig der Verdacht oder sogar der Vorwurf einer ideologischen Einengung auf. Deshalb haben wir die Eltern gefragt, ob sie auf Grund ihrer persönlichen Erfahrung die Meinung teilen, dass die RSS weltfremd und/oder dogmatisch und/oder sektiererisch seien. Die Eltern wurden im Fragebogen gebeten, diese Frage nicht durch Erfahrungen mit Einzelpersonen, sondern mit der Schule als Ganzem zu beantworten. Die abgegebenen Antworten zeigt Tab. 31.

90.8 % der Eltern sind auf Grund ihrer Erfahrung der Auffassung, dass die RSS nicht oder nicht erheblich weltfremd, dogmatisch oder sektiererisch seien. Eine Tendenz dazu („eher ja") glauben 7.4 % der Eltern erfahren zu haben. Ein eindeutiges „Ja" gibt es von keinen Eltern. Dieses Ergebnis ist eindeutig, da nur 9.3 % der Eltern erklärte Anthroposophen sind (Tab. 21) und deshalb der Verdacht ausgeschlossen werden kann, die Gesamtelternschaft würde sich selbst nicht für eine Sekte halten.

Die RSS – weltfremd / dogmatisch / sektiererisch?	n	%
nein	40	74.1
eher nein	9	16.7
eher ja	4	7.4
ja	0	0
weiss nicht	1	1.9
keine Antwort	0	0
Summe der Eltern	54	100

Tab. 31: „Teilen Sie auf Grund Ihrer persönlichen Erfahrung die Meinung, dass die Rudolf Steiner Schulen weltfremd und/oder dogmatisch und/oder sektiererisch sind? (denken Sie an die Schule als Ganzes und nicht an Einzelpersonen)"

Da die RSS in der öffentlichen Meinung häufig als etwas „Besonderes“ angeschaut werden, könnte es sein, dass eine Wahl dieser Schule die Eltern in ihrem sozialen Umfeld einem gewissen Rechtfertigungsdruck aussetzt oder ihnen sogar gewisse Nachteile bringt. Denkbar wären etwa Unverständnis oder gar Ausgrenzung aus weltanschaulichen Gründen, ein Verdacht auf elitären Dünkel u. a. m. Aus diesen Gründen haben wir die Eltern der RSS nach entsprechenden Erfahrungen gefragt. Die betreffenden Fragen und die Antwortverteilungen darauf sind in Tab. 32, 33 und 34 dargestellt.

Die grösste Gruppe der Eltern (53.7 %) ist der Meinung, es brauche keine oder kaum Zivilcourage für die Wahl der RSS. Immerhin sehen aber 35.2 % ein gewisses Mass als erforderlich an („eher ja“), 11 % der Eltern sogar für unbedingt notwendig („ja“). Da die Zivilcourage im Fragebogen nicht näher erläutert wurde, muss es offen bleiben, welche Aspekte in der Meinung der Eltern Zivilcourage erfordern. Denkbar ist, dass sich Eltern unter einem gewissen Rechtfertigungsdruck gegenüber Verwandten, Freunden, Nachbarn etc. empfinden könnten, wenn sie ihr Kind nicht in eine „normale“ Schule schicken.

Braucht es für die RSS Zivilcourage?	n	%
nein	18	33.3
eher nein	11	20.4
eher ja	19	35.2
ja	6	11.1
weiss nicht	0	0
keine Antwort	0	0
Summe der Eltern	54	100

Tab. 32: „Glauben Sie, dass es Zivilcourage braucht, um das eigene Kind in die Rudolf Steiner Schule zu schicken?“

Nahezu 56 % der Eltern geben an, sich für ihre Wahl der RSS nicht oder nur selten rechtfertigen zu müssen, bei einem Drittel der Eltern (33.3 %) ist dies gelegentlich der Fall, bei rund 12 % sogar oft oder immer. Ein Vergleich der Rohdaten aus dem Fragebogen zeigt, dass eine Zivilcourage von denjenigen Eltern als erforderlich erachtet wird, die auch angeben, unter einem gewissen Rechtfertigungsdruck zu stehen. Dies lässt den Schluss zu, dass Zivilcourage von den Eltern auch so verstanden wurde wie im Fragebogen gemeint: als offenes Eintreten für eine Überzeugung, notfalls auch entgegen der Überzeugungen im sozialen Umfeld. Wie unsere Befragung aber zeigt, scheint dies bei mehr als der Hälfte der Eltern (53.7 %) nicht nötig zu sein („ja“ und „eher ja“).

Rechtfertigungsdruck?	n	%
Wir müssen uns … für unsere Wahl rechtfertigen		
nie	11	20.4
selten	19	35.2
gelegentlich	18	33.3
oft	5	9.3
immer	1	1.9
keine Antwort	0	0
Summe	54	100

Tab. 33: *„Müssen Sie sich gegenüber Bekannten / Verwandten / Nachbarn rechtfertigen, weil Ihr Kind die Rudolf Steiner Schule besucht?“*

Die meisten Eltern geben an, dass sie weder bei sich (68.5 %) noch bei ihrem Kind (79.6 %) soziale Nachteile erfahren (nie oder nur selten). Einige Eltern machen aber offenbar die Erfahrung, dass sie oder ihr Kind gelegentlich benachteiligt werden (7.4 % bzw. 5.6 %). Nur in einem einzigen Fall scheint dies öfters ein Problem.

Nachteile im sozialen Umfeld?	Eltern		Kind	
Wir bzw. unser Kind erfährt … Nachteile	n	%	n	%
nie	37	68.5	43	79.6
selten	12	22.2	7	13.0
gelegentlich	4	7.4	3	5.6
oft	1	1.9	1	1.9
immer	0	0	0	0
keine Antwort	0	0	0	0
Summe	54	100	54	100

Tab. 34: Zusammenfassung der Antworten auf die zwei Fragen:

1) *„Hat die Tatsache, dass Sie Ihr Kind in die Rudolf Steiner Schule schicken, spürbare negative Auswirkungen auf Ihr erwachsenes familiäres, soziales oder berufliches Umfeld?“*
2) *„Hat die Tatsache, dass Ihr Kind in die Rudolf Steiner Schule geht, spürbare Auswirkungen in seinem sozialen Umfeld (z.B. weil Ihr Kind von Spielkameraden gehänselt oder sogar ausgeschlossen wird)?“*

Da sich ein sozialer Vor- oder Nachteil durch die RSS faktisch wohl kaum bestimmen lässt, haben wir die Eltern nach der persönlichen Bereicherung für ihr Leben gefragt, die sie durch die RSS zu erfahren glauben. Wir sind davon ausgegangen, dass mit dieser Frage ein Faktor angesprochen wird, für den es sich lohnt, allfällige Schwierigkeiten im sozialen Umfeld oder die materiellen Aufwendungen für die Schule in Kauf zu nehmen. Die Antworten sind in Tab. 35 zusammengefasst.

Persönliche Bereicherung durch die RSS?	n	%
nein	0	0
eher nein	1	1.9
eher ja	10	18.5
ja	41	75.9
weiss nicht	2	3.7
keine Antwort	0	0
Summe	54	100

Tab. 35: „Glauben Sie, dass Sie persönlich durch die Rudolf Steiner Schule eine Bereicherung für Ihr Leben erfahren (trotz der materiellen Aufwendungen)?"

94% aller Eltern geben auf die Frage eine positive Antwort („ja" und „eher ja"). Verneiner und Unschlüssige gibt es zusammen etwa 6%. Wir können diese recht hohe positive Einschätzung durch die Eltern als Ergänzung zur ebenfalls recht hohen Zufriedenheit mit der Schule insgesamt auffassen, wie sie in einer früheren Frage zum Ausdruck kam (Tab. 19 und Abb. 5). Demnach sind die Eltern mit den RSS nicht nur sehr zufrieden, sondern sie fühlen sich darüber hinaus persönlich auch bereichert.

Aus der Natur der Sache ergibt sich, dass die Einstellung der Eltern zur REG nicht mit den gleichen Fragen wie zur RSS abgefragt werden kann. Nachfolgend sind die Ergebnisse aus der entsprechenden Befragung der REG-Eltern wiedergegeben:

Als Erstes haben wir die REG-Eltern nach ihrer Zufriedenheit mit der Schule insgesamt gefragt, wie sie sie persönlich über ihr Kind erleben. Tab. 36. zeigt die Verteilung der Antworten.

Zufriedenheit mit der Schule insgesamt	REG	
Wir sind mit der Schule insgesamt ...	n	%
sehr zufrieden	74	51.4
eher zufrieden	63	43.8
eher unzufrieden	5	3.5
überhaupt nicht zufrieden	0	0
keine Antwort	2	1.4
Summe der Eltern	144	100

Tab. 36: „Sind Sie insgesamt mit der Schule, wie Sie sie persönlich über Ihr Kind erleben, zufrieden?"

51.4 % der REG-Eltern sind mit „ihrer" Schule sehr zufrieden, 43.8 % eher zufrieden. Eher unzufrieden mit der Schule sind nur 3.5 %. Überhaupt nicht zufrieden ist niemand. Dies entspricht in etwa dem Bild, das wir bereits in Tab. 19 erhalten haben: eine relativ hohe Zufriedenheit mit ausgesprochen tiefen Minimalwerten.

Als Weiteres befragten wir die REG-Eltern nach ihrem persönlichen Engagement rund um die Schule ihres Kindes (Tab. 37):

Persönliches Engagement für die Schule	REG	
Wir engagieren uns ... für die Schule	n	%
nie	3	2.1
eher selten	17	11.8
gelegentlich	49	34.0
häufig und regelmässig	72	50.0
ausgesprochen	0	0
keine Antwort	3	2.1
Summe der Eltern	144	100

Tab. 37: „Engagieren Sie sich persönlich für Fragen rund um die Schule Ihres Kindes?"

Eine Mehrheit der REG-Eltern gibt an, sich häufig und regelmässig (50 %) oder gelegentlich (34 %) für Fragen der Schule zu engagieren. Eher selten engagieren sich 11.8 %, überhaupt nie nur 2.1 %. Ein ausgesprochen starkes Engagement wird von niemandem angegeben. Aus der Befragung wird nicht deutlich, worin dieses Engagement besteht. Denkbar wäre z. B.: aktive und regelmässige Teilnahme an Elternabenden, Mithilfe bei Klassenprojekten, proaktive Kontaktpflege mit der Lehrperson, Mitglied im Elternrat. Eine weitere Frage war auf das Interesse der REG-Eltern an bestimmen

Aspekten von Schule gerichtet. In Frage standen: Pädagogik, Soziales, Bildungspolitik, Gesundheit und anderes (Tab. 38):

Interesse an bestimmten Aspekten von Schule	REG	
Wir interessieren uns besonders für …	n	%
Pädagogik	10	6.9
Soziales	11	7.6
Bildungspolitik	17	11.8
Gesundheit	3	2.1
anderes	1	0.7
Mehrfachnennungen	68	47.2
keine Antwort	34	23.6
Anzahl der Eltern	144	100

Tab. 38: „Interessieren Sie sich besonders für einen oder mehrere der folgenden Aspekte von Schule?“ (Mehrfachnennungen sind möglich)

Insgesamt geben 10 von 144 REG-Eltern an, dass sie sich für Pädagogik interessieren; 11 Eltern interessieren sich für Soziales, 17 für Bildungspolitik und 3 Eltern für Fragen der Gesundheit. In einem Fall wurde unter „anderes“ eine Mitgliedschaft im Elternrat angegeben. 68 von 144 Eltern oder 47.2 % geben an, sich für mehrere der vorgelegten Aspekte zu interessieren. Von 23.6 % liegt keine Stellungnahme vor. Eine Sichtung der Daten unter Berücksichtigung der Mehrfachnennungen zeigt, dass ein Interesse für „Pädagogik“ von 61 Eltern (42.4 %) angekreuzt wurde. 49 Eltern (34 %) interessieren sich für „Soziales“ und 34 Eltern (23.6 %) für Fragen der Gesundheit. Insgesamt 76.4 % aller REG-Eltern interessieren sich für einen oder mehrere der vorgelegten Aspekte von Schule (Daten nicht dargestellt). Aus der Befragung lässt sich nicht ermitteln, wie sich dieses Interesse artikuliert und wie stark es ist. Bemerkenswert hoch ist aber der Anteil von Nicht-Antworten (23.6 %). Auf ein Desinteresse an den vorgelegten Aspekten lässt sich daraus aber nur mit Vorbehalt schliessen. Vor dem Hintergrund der recht hohen Zufriedenheit mit der Schule (Tab. 36) liessen sich die vielen Nicht-Antworten auch als neutrale Haltung gegenüber einer zufriedenstellend funktionierenden Schule interpretieren, die keiner besonderen Interessenszuwendung bedarf.

Die Ergebnisse aus der Befragung der Eltern zu „ihrer“ Schule (RSS bzw. REG) lassen sich nur eingeschränkt miteinander vergleichen, da sie auf unterschiedlich gestellten Fragen beruhen. Sehr allgemein lässt sich aber feststellen, dass die Einstellung der RSS-Eltern durch eine recht hohe Motivation und ein starkes Interesse an der Pädagogik dieser Schule charakterisiert ist, was sich z. B. an der schon recht frühen Beschäftigung mit pädagogischen Fragen und einer entsprechend frühen Schulwahl erkennen lässt (siehe Tab. 26 und 27). Da die allermeisten Eltern ihre Kinder bereits im Vorschulalter (Kindergarten) in der RSS eingeschult haben und nur recht wenige als Quereinsteiger später dazu kamen, bestätigt sich, dass die Schulwahl aus grundsätzlichen Überzeugungen heraus erfolgte und nicht z.B. wegen aktuellen Schwierigkeiten in der REG. Diesem Bild einer motivierten und interessierten Elternschaft in den RSS steht an den REG eine Elternschaft gegenüber, in der nur etwa 42.4 % angeben, ein prinzipielles Interesse an Pädagogik zu haben. Sozialen und gesundheitlichen Fragen gegenüber ist das Interesse noch geringer. Diese unterschiedlichen Voraussetzungen werfen erneut auch ein Licht auf die Vergleichbarkeit des Zufriedenheitsniveaus der Eltern gegenüber der Schule (Tab. 19 und Abb. 5): Obwohl beide Kollektive eine recht hohe Zufriedenheit bekunden, basiert diese doch auf unterschiedlichen Interessensniveaus bzw. Erwartungshaltungen.

2.3.7 Familienkultur, Erziehungsstil und erzieherische Belastung

In diesem Kapitel haben wir die Eltern der RSS und REG um Antworten auf Fragen nach ihrem erzieherischen Alltag in der Familie gebeten. Eine zentrale Frage ist die nach dem Erziehungsstil, den die Eltern tatsächlich praktizieren. Die entsprechenden Fragen waren folgendermassen umschrieben und erläutert:

„Ich/wir versuche/n im Alltag meistens folgendes erzieherisches Prinzip zu verwirklichen:

- ☐ *Der Erwachsene weiss, was er vom Kind erwartet und fordert. Er ist darauf bedacht, dass das Kind diese Erwartungen und Forderungen unbedingt erfüllt. Folgen und Gehorsam sind wichtig.*
- ☐ *Der Erwachsene orientiert sich am Kind, seinen Möglichkeiten und Bedürfnissen und entscheidet dann stellvertretend für das Kind. Das Kind braucht eine klare Führung mit klaren Regeln.*
- ☐ *Der Erwachsene orientiert sich am Kind, seinen Bedürfnissen und Wünschen und hilft dem Kind, diese Wünsche möglichst zu erfüllen. Das Kind soll mitentscheiden.*

☐ *Der Erwachsene kann nicht wissen, was für das Kind letztlich gut und richtig ist. Er lässt das Kind selber entscheiden, da dieses seine Bedürfnisse am besten kennt. Das Kind trägt letztlich die Verantwortung für das, was es tut."*

In der Kurzform nennen wir die vier Erziehungsstile: *autoritär, autoritativ, permissiv* und *laisser-faire.* Die von den Eltern angekreuzten Antworten sehen in ihrer Verteilung wie folgt aus:

Erziehungsstil	RSS		REG		ALLE	
	n	%	n	%	n	%
autoritär	1	1.9	6	4.2	7	3.5
autoritativ	37	68.5	90	62.5	127	64.1
permissiv	16	29.6	43	29.9	59	29.8
laisser faire	0	0	0	0	0	0
keine Antwort	0	0	5	3.5	5	2.5
Summe der Eltern	54	100	144	100	198	100

Tab. 39: Verteilung der tatsächlich praktizierten Erziehungsstile.

Zeit für Gespräche mit dem Kind						
	RSS		REG		ALLE	
dies trifft ...	n	%	n	%	n	%
sehr zu	36	66.7	80	55.6	116	58.6
ziemlich zu	18	33.3	58	40.3	76	38.4
etwas zu	0	0	3	2.1	3	1.5
kaum zu	0	0	2	1.4	2	1.0
nicht zu	0	0	0	0	0	0
keine Antwort	0	0	1	0.7	1	0.5
Summe der Eltern	54	100	144	100	198	100

Tab. 40: „Wir nehmen uns die Zeit, um mit dem Kind Gespräche zu führen."

Zwei Drittel der Eltern praktizieren gemäss ihren Angaben einen autoritativen Erziehungsstil, der das Kind und seine Bedürfnisse zwar berücksichtigt und ernst nimmt, letztlich aber zu Entscheiden des Erwachsenen führt. Knapp ein Drittel der Eltern gehen erzieherisch eher permissiv und partnerschaftlich vor: Erwachsener und Kind sind gemeinsam verantwortlich für das, was das Kind letztlich darf oder muss. Zu einem ausgesprochenen Laisser-faire-Stil bekennen sich keine Eltern, dagegen geben einige wenige Eltern an, ihr Kind autoritär zu erziehen, Gehorsam zu fordern und

Strenge anzuwenden. Zwischen dem Erziehungsstil der Eltern RSS und REG gibt es keine signifikanten Unterschiede.

Gemeinsame Unternehmungen mit dem Kind						
	RSS		REG		ALLE	
dies trifft …	n	%	n	%	n	%
sehr zu	29	53.7	88	61.1	117	59.1
ziemlich zu	20	37.0	50	34.7	70	35.4
etwas zu	4	7.4	5	3.5	9	4.5
kaum zu	1	1.9	0	0	1	0.5
nicht zu	0	0	0	0	0	0
keine Antwort	0	0	1	0.7	1	0.5
Summe der Eltern	54	100	144	100	198	100

Tab. 41: „Wir machen mit dem Kind gemeinsam Spiele, Ausflüge, Spaziergänge, Veranstaltungsbesuche etc.“

Um ein Bild zum praktischen erzieherischen Engagement der Eltern zu bekommen, haben wir drei Aspekte herausgegriffen: 1) sich die Zeit zu nehmen, um mit den Kindern Gespräche zu führen; 2) das Geschichtenerzählen als Teil der Familienkultur und 3) gemeinsame Spiele, Ausflüge, Spaziergänge etc. mit dem Kind. Das Mass, in dem diese Aspekte zutreffen, konnten die Eltern je auf einer Skala von 5 („trifft sehr zu“) bis 1 („trifft nicht zu“) beurteilen. Die Ergebnisse sind in den Tabellen 40 bis 42 dargestellt.

Geschichtenerzählen gehört zur Familienkultur						
	RSS		REG		ALLE	
dies trifft …	n	%	n	%	n	%
sehr zu	41	75.9	81	56.3	122	61.6
ziemlich zu	7	13.0	33	22.9	40	20.2
etwas zu	6	11.1	20	13.9	26	13.1
kaum zu	0	0.0	6	4.2	6	3.0
nicht zu	0	0.0	2	1.4	2	1.0
keine Antwort	0	0.0	2	1.4	2	1.0
Summe der Eltern	54	100	144	100	198	100

Tab. 42: „Geschichtenerzählen gehört bei uns zur Familienkultur.“

Die drei Tabellen zeigen, dass das erzieherische Engagement der Eltern generell recht hoch ist. In allen drei Aspekten geben bis zu über 90% der Eltern Werte von 4 („trifft ziemlich zu“) oder sogar 5 („trifft sehr zu“) an.

Am differenziertesten und heterogensten fällt das Geschichtenerzählen aus: Hier reicht die Bewertung auf der Skala auf Kosten der hohen Werte („trifft sehr zu") bis in den Mittelbereich („trifft etwas zu"). Vergleicht man die hohen Bewertungen („trifft sehr zu" oder „ziemlich zu") mit den tiefen Werten („trifft kaum zu" oder „nicht zu"), dann ergeben sich zwischen RSS und REG signifikante Unterschiede ($p = 0.012$). Die Kinder der RSS bekommen demnach eindeutig häufiger Geschichten erzählt als die Kinder der REG.

Mit der gebotenen Vorsicht lassen sich das erzieherische Engagement der Eltern und besonders die Ausprägung beim Geschichtenerzählen so deuten, dass das Geschichtenerzählen vermutlich am eindeutigsten *wegen der Kinder* praktiziert wird. Das Gesprächeführen und die gemeinsamen Aktivitäten brauchen Eltern nicht zwingend nur wegen der Kinder zu unternehmen: so ist denkbar, dass die Kinder an den Gesprächen und Aktivitäten der Erwachsenen nur teilnehmen (z.B. am Familientisch, bei Freizeitvergnügungen der ganzen Familie etc.). So betrachtet zeigt sich, dass die Aspekte „Gesprächeführen" und „gemeinsame Unternehmungen" das eigentliche Engagement der Eltern zu wenig eindeutig abbilden. Bei künftigen Befragungen müssten diese Aspekte im Fragebogen präzisiert werden.

Um zu erfahren, wie stark die Eltern kulturelle Aktivitäten in die eigene Familie einbringen, haben wir gefragt, ob bei ihnen in der Familie ein Musikinstrument gespielt wird. Wir gehen davon aus, dass das Musizieren auch dann eine kulturelle Atmosphäre schafft, wenn die Kinder nicht oder nicht nur aktiv daran beteiligt sind und das Musizieren nur mitbekommen. In Tab. 43 sind die Ergebnisse getrennt nach RSS und REG zusammengefasst:

Musizieren in der Familie	RSS		REG	
	n	%	n	%
nein	9	16.7	55	38.2
ja, gelegentlich	19	35.2	35	24.3
ja, häufig und regelmässig	24	44.4	51	35.4
keine Antwort	2	3.7	3	2.1
Summe der Eltern	54	100	144	100

Tab. 43: „Wird in Ihrer Familie ein Musikinstrument gespielt?" ($p < 0.05$).

In rund 80% aller Familien der RSS wird gelegentlich (35.2%) oder häufig und regelmässig (44.4%) musiziert, in den Familien der REG sind dies knapp 60% (24.3% resp. 35.4%). Dies entspricht in etwa dem Bild, das durch die Frage nach der Bedeutung der so genannten Kultur für das persönliche Leben entstanden ist (Tab. 22). Da wie dort zeigt sich eine hohe Kulturorientierung der Elternschaft insgesamt, jedoch noch stärker ausgeprägt in den RSS. Vergleichen wir die beiden Kollektive und kreuzen sie mit den eindeutigen Antworten „ja, häufig und regelmässig" und „nein", dann ergibt sich ein Unterschied mit einer Signifikanz von $p < 0.05$.

Erzieherische Aufgaben schaffen insbesondere in Wechselwirkung mit beruflichen Verpflichtungen auch Belastungsmomente. Zum Erfassen dieser Momente haben wir eine Reihe von Punkten formuliert und die Eltern gebeten, diese auf einer Skala von 1 („trifft sehr zu") bis 5 („trifft nicht zu") zu beurteilen. Die drei Punkte waren:

- □ *Ich habe das Gefühl, dass ich den erzieherischen Anforderungen dem Kind gegenüber gewachsen bin.*
- □ *Ich habe das Gefühl, dass ich für die Erziehung zuwenig Zeit und Kraft übrig habe.*
- □ *Ich bin meist so abgespannt, dass ich dem Kind nicht genügend gerecht werden kann.*

Die Selbstbeurteilung dieser Punkte fällt so aus, dass die allermeisten Eltern ausreichend Ressourcen zu haben scheinen, sich den erzieherischen Aufgaben zu stellen. Die grösste Gruppe von Eltern stuft ihre Ressourcen auf der Skala mit dem zweithöchsten Wert ein (4 = „trifft ziemlich zu"). Nur sehr wenige Eltern geben an, dass sie mit den erzieherischen Aufgaben meistens oder immer überfordert sind. Zwischen den Eltern RSS und REG gibt es in den drei genannten Punkten keine signifikanten Unterschiede.

2.3.8 Medienverhalten der Kinder

Da der Medienkonsum im Übermass für das Kind gesundheitliche Folgen haben kann (siehe z. B. Hancox 2004), haben wir die Eltern nach der durchschnittlichen Zeit gefragt, während der sich ihr Kind pro Tag mit einem der folgenden Medien beschäftigt: a) Radio / Kassettenrecorder / CD-Player; b) Fernseher / Videoplayer; c) Computer / Computerspiele; d) Gameboys; e) andere. Zur Beantwortung standen zur Verfügung: gar nicht, bis ½ Std., bis 1 Std., bis 2 Std.; mehr als 2 Std. pro Tag. Abb. 7 zeigt die Ergebnisse.

Die vier Grafiken zeigen, dass die Medienabstinenz generell grösser ist als der Medienkonsum (unterste Balken), mit Ausnahme von Radio, CD-

Player und Kassettenrecorder, die von den meisten Kindern höchstens ½ Stunde pro Tag benützt werden. Gameboys scheinen nur von sehr wenigen Kindern benützt zu werden, wohingegen der Fernseher bzw. der Videoplayer von vielen Kindern bis zu 1 Stunde pro Tag benützt wird. Vielseher (2 Stunden und mehr) gibt es nur vereinzelt. Auffallend ist, dass die Kinder der RSS bei allen Medien einen restriktiveren Umgang pflegen als die der REG bzw. eine deutlich grössere Abstinenz an den Tag legen. Vergleicht man die Kinder, die gar keine Medien benützen, mit jenen, die irgendein Gerät in täglichem Gebrauch haben, dann zeigen sich zwischen den Kindern RSS und REG in allen vier Sparten hoch signifikante Unterschiede ($p < 0.001$).

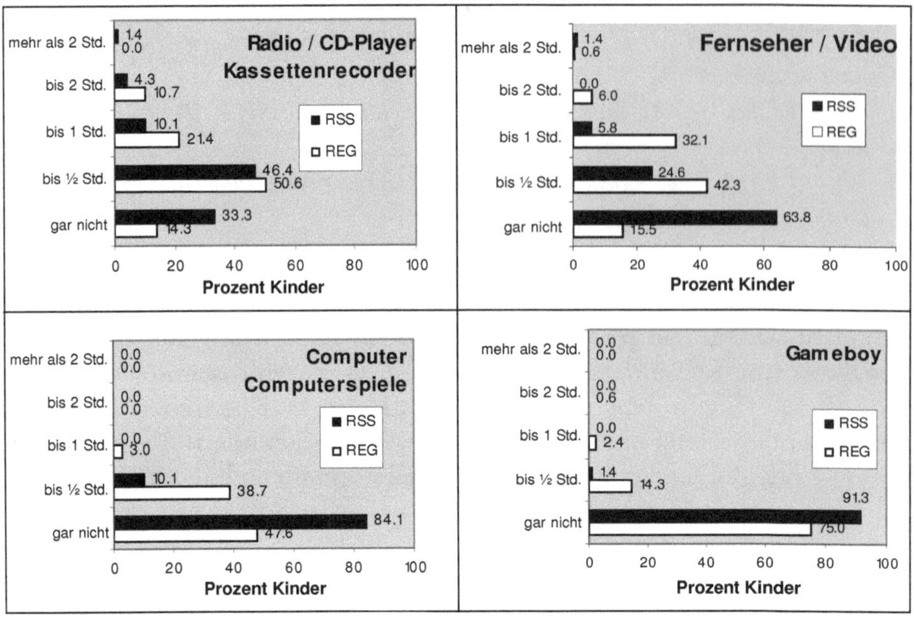

Abb. 7: Medienkonsum der Kinder, differenziert nach RSS (n=69) und REG (n=168).

Dass die auffallend grosse Medienabstinenz der Kinder nicht identisch ist mit einer Abstinenz ihrer Eltern zeigt der Umstand, dass in den Familien der RSS gerade 7 Familien angeben, keinen Computer zu besitzen, in den Familien der REG sind es 5 Familien (Daten hier nicht dargestellt). Aus den Ergebnissen kann also keine Medienfeindlichkeit der Eltern abgeleitet werden, vielmehr dürfen wir vermuten, dass die Eltern erzieherische Gründe dafür haben, den Medienkonsum ihrer Kinder niedrig zu halten.

Wir vermuten, dass der Medienkonsum das Freizeitverhalten und die Familienkultur insgesamt beeinflusst. Deshalb haben wir untersucht, wie das Geschichtenerzählen in der Familie und der Gebrauch von Medien zusammenhängen. Insbesondere Kassettenrecorder („Märchenkasetten") und Fernseher bzw. Videoplayer könnten das Geschichtenerzählen konkurrenzieren (und umgekehrt). Deshalb haben wir die Zeit, die die Kinder durchschnittlich mit dem Kassettenrecorder oder dem Fernseher beschäftigt sind („maximal ½ Stunde/Tag" vs. „mehr als 1 Stunde/Tag"), mit dem Geschichtenerzählen in den betreffenden Familien („sehr" oder „ziemlich häufig" vs. „kaum" oder „nie") verglichen. Für den Kassettenrecorder wie für den Fernseher ergibt der Vergleich sehr deutliche Unterschiede mit einer Signifikanz von $p < 0.01$. Das bedeutet also, dass Kinder, die täglich mindestens 1 Stunde fernsehen oder vom Recorder Märchen hören, von den Eltern eindeutig weniger häufig Geschichten erzählt bekommen.

2.3.9 Zwischenergebnisse und Diskussion

Für das körperliche, seelische und geistige Wohlergehen und die Lebensqualität der Kinder ist ein konstruktives und einvernehmliches Verhältnis zwischen den Eltern und der Schule entscheidend. Deshalb verpflichtet beispielsweise das Volksschulgesetz des Kantons Bern in Art. 31[2] das Elternhaus und die Schule zur gegenseitigen Zusammenarbeit. In der praktischen Umsetzung kommt der elterlichen Partizipation an der Schule eine vorrangige Bedeutung zu. Auch für die Gesundheitsförderung im Speziellen ist eine gute Zusammenarbeit von Schule und Eltern unabdingbar: Eine wirkungsvolle Gesundheitsförderung in der Schule ist nur denkbar, wenn Schule und Familien miteinander kooperieren.

Wir sind von der Annahme ausgegangen, dass die Partizipation der Eltern an den Rudolf Steiner Schulen auf Grund ihres Entscheides für dieses pädagogische und soziale Schulkonzept eine andere ist als an staatlichen Schulen. Deshalb haben wir in der Auswertung einen differenzierten Vergleich RSS und REG vorgenommen. Tatsächlich lassen sich auch markante Unterschiede zwischen den beiden Teilkollektiven finden – trotz der grossen Ähnlichkeit in den sozialen, ökonomischen und bildungsmässigen Voraussetzungen.

Am ausgeprägtesten zeigen sich diese Unterschiede zwischen den RSS- und REG-Kollektiven in folgenden Aspekten:

- Weltanschauliche Orientierung der Eltern: Die Mehrheit der RSS-Eltern orientiert sich an anthroposophischen oder anderweitigen spirituellen, esoterischen oder religiösen Inhalten – nur relativ wenige allerdings sehr ausgeprägt und dezidiert: Die meisten RSS-Eltern pflegen mit der Anthroposophie einen liberalen und offenen Umgang. Bei den REG-Eltern gibt nur rund ein Viertel an, sich weltanschaulich an spirituellen oder esoterischen Inhalten zu orientieren.
- Kulturelle Orientierung: Die so genannte Kultur (Literatur, Theater, Musik etc.) scheint in der Elternschaft der RSS eine grössere Bedeutung zu haben als in den REG. Entsprechend haben auch das Musizieren, das Geschichtenerzählen und die Abendrituale mit den Kindern in den RSS-Familien einen deutlich höheren Stellenwert als in den REG-Familien.
- Umgang der Kinder mit Medien, v.a. mit Fernseher, Videos und Computer. Wir konnten insgesamt finden, dass der restriktiv gehandhabte Medienkonsum in einem offensichtlichen Zusammenhang steht mit einem vermehrt gepflegten Geschichtenerzählen in der Familie, was wir als Ausdruck eines bewussten erzieherischen Engagements der Eltern deuten können. Auch hier gibt es eindeutige Unterschiede zwischen RSS und REG.
- Interesse für die Pädagogik: Auffallend viele Eltern aus den RSS haben sich schon vor ihrem Elternsein mit pädagogischen Fragen auseinander gesetzt, was deren Motivation zur Wahl dieser Schule stark geprägt haben dürfte. Pragmatische Entscheide bei der Schulwahl (z.B. geografische Nähe, Probleme in der Staatsschule) scheinen eine untergeordnete Rolle zu spielen. Zur Hauptsache sind es pädagogische (und damit vermutlich auch weltanschauliche) Motive, die bei der Wahl der RSS eine entscheidende Rolle spielen. Bei den REG-Eltern haben wir vergleichbare Motive nicht abgefragt. Aus den Antworten auf die REG-spezifischen Fragen zeigt sich jedoch, dass besonders das Interesse an pädagogischen oder sozialen Fragen vergleichsweise gering ausgeprägt ist.
- Zufriedenheit mit der Schule: Generell bekunden die allermeisten der von uns befragten Eltern eine hohe Zufriedenheit mit ihrer Schule. Besonders in den Bereichen „Pädagogisches" und „Soziales" zeigen die RSS-Eltern jedoch eine signifikant grössere Zufriedenheit als die REG-Eltern. Im Bereich „Organisatorisches" (Schulführung, Schulorganisation, Information) ist der Unterschied in der Bewertung nicht signifikant. Bei der Beurteilung dieser Ergebnisse ist aber zu berücksichtigen,

dass die bekundete Zufriedenheit auf unterschiedlichen Erwartungen an die Schule basiert (s.u.).

- Schulfreude der Kinder: Die Mehrheit der Kinder geht im Urteil der Eltern gerne zur Schule. Wir haben zeigen können, dass die Elternzufriedenheit und die Schulfreude der Kinder signifikant korrelieren. Der Stichprobenumfang lässt es jedoch nicht zu, diesen Aspekt nach den beiden Teilkollektiven zu differenzieren.
- Erwartungen an die Schule (Bildungsaspirationen): Da die REG-Eltern trotz relativ geringer Ausprägung von pädagogischen Interessen eine recht hohe Zufriedenheit mit ihrer Schule bekunden, darf der Schluss gezogen werden, dass sich die Erwartungen an die Schule der REG-Elternschaft deutlich von denjenigen des RSS-Kollektivs unterscheiden. Dies bestätigt sich auch in der Frage nach den Bildungsaspirationen (Tab. 18): In der RSS-Elternschaft gibt es einen 100%igen Konsens darüber, dass der Persönlichkeitsbildung oberste Priorität zukommt. In der REG-Elternschaft ist dieser Konsens nur bei 68.4% der Eltern gegeben. Die übrigen Eltern halten die materielle Existenzsicherung durch beruflichen Erfolg oder den sozialen Aufstieg für erstrangig.
- Engagement für die Schule: Gemessen am Stundenaufwand pro Schuljahr erbringen die RSS-Eltern im Vergleich zu den REG-Eltern durchschnittlich den drei- bis vierfachen Einsatz für „ihre" Schule.

Weltanschauliche, spirituelle und kulturelle Orientierung, ein explizites Interesse an Pädagogik und Engagement in sozialen Fragen sowie die Pflege einer bestimmten Familienkultur (Gespräche führen, Geschichten erzählen, Abendrituale, Musizieren) lassen sich als Faktoren eines bestimmten *Lebensstiles* deuten. In der Soziologie wird „Lebensstil" verstanden als die Art und Weise, wie einzelne Menschen ihr Alltagsleben organisieren und gestalten. „Lebensstil" ist in diesem Verständnis der regelmässig wiederkehrende Gesamtzusammenhang von Handlungsprinzipien, Meinungen und Einstellungen sowie von Wissens- und Bildungsbeständen (Hradil 1995). Der Lebensstil ist Ausdruck einer Bewertung des eigenen Lebens, er führt deshalb zu einer Bevorzugung bzw. Vernachlässigung bestimmter Faktoren (z.B. prägen Geld, Konsum und materieller Besitz den Lebensstil der Wohlstandsgesellschaft). Darüber hinaus ist der Lebensstil gemeinschaftsbildend und bildet eine Grundlage für die Identität einer Gruppe und ihrer Mitglieder. Der französische Soziologe Pierre Bourdieu hat das soziale und kulturelle Vermögen einer Gemeinschaft das „soziale Kapital" und das „kulturelle

Kapital“ genannt und diese vom ökonomischen Kapital unterschieden (Bourdieu 1983). Das kulturelle Kapital umfasst die Bildung von Menschen und den Nutzen, den eine Gemeinschaft von dieser Bildung hat. Unsere Ergebnisse legen nahe, dieses soziale und kulturelle Kapital besonders in der RSS-Kohorte als vergleichsweise hoch zu bewerten. Zwar ist der Bildungsstand der Eltern in der REG-Kohorte ein ähnlich hoher wie in den RSS, doch ist der Nutzen, den die REG daraus ziehen können, deutlich geringer als in den RSS. Wir haben diesen Nutzen am tatsächlichen Einsatz für die Schule gemessen. Wir dürfen annehmen, dass auch das Interesse der Eltern an der Pädagogik sowie ihre grundsätzliche Übereinstimmung mit den sozialen und pädagogischen Zielsetzungen der Schule von Nutzen sind, etwa wenn es darum geht, Probleme der Schule gemeinsam zu lösen. Das kulturelle Kapital einer Schule geht dann in ihr soziales Kapital über, das durch Netze von Beziehungen und gegenseitiger Anerkennung geprägt ist.

Wesentlich hinsichtlich gesundheitlicher Fragestellungen ist die Kohärenz der Eltern mit der Schule. Unter Kohärenz wird in der Salutogenese (Antonovsky 1997) das Gefühl der Übereinstimmung *(„Sense of Coherence“)* eines Individuums mit seiner Welt verstanden. Dieses Gefühl artikuliert sich in drei Komponenten:

1. dem Gefühl des Verstehenkönnens *(„Sense of comprehensibility“)*,
2. dem Gefühl der Bedeutsamkeit *(„Sense of Meaningfulness“)* und
3. dem Gefühl der Gestaltbarkeit *(„Sense of Manageability“)*.

Die Ergebnisse unserer Erhebung lassen die Vermutung zu, dass die Kohärenz der Eltern in den RSS grösser sein dürfte als in den REG. Dafür spricht die explizite Auseinandersetzung sehr vieler Eltern der RSS mit der Pädagogik dieser Schule und ihren weltanschaulichen Grundlagen *(„Sense of Comprehensibility“)* und die Bedeutsamkeit, die sich aus einer solchen Auseinandersetzung für die Eltern ergibt (Tab. 35). Zum *„Sense of Meaningfulness“* gehört auch die Überzeugung von der Notwendigkeit der RSS für die Gesellschaft. Nicht zuletzt dürfen wir das relativ hohe Engagement und die Mitarbeit im Schulleben als Ausdruck des Gefühls deuten, dass die Schule in Entwicklung begriffen ist und es sich lohnt, an dieser aktiv mitzuwirken *(„Sense of Manageability“)*.

Insgesamt zeigt sich, dass die RSS mit der Elternschaft über ein erhebliches soziales und kulturelles Kapital verfügen. Wie wir im letzten Kapitel gezeigt haben, scheint dies nicht eine Folge der ökonomischen Ressourcen der Elternschaft zu sein (Zahlungskraft, materielle Lebensstandardsverhältnisse), die im Vergleich mit der REG-Elternschaft sogar leicht schlechter sind (Abb. 3). Wir gehen davon aus, dass hier die weltanschauliche Orientierung und die von ihr ausgehenden Ressourcen entscheidend sind für die Kapitalbildung.

2.4 Gesundheit und Gesundheitsvorsorge

Bisher haben wir nach den salutogenen Voraussetzungen in den Familien gefragt und aus den Fragebogen diejenigen Daten herausgezogen, welche die Eltern spezifisch für ihre Familie angegeben hatten, unabhängig von der Kinderzahl. Dies ergab eine Stichprobengrösse von N = nRSS + nREG = 198 Familien. In den nachfolgenden Kapiteln geht es mehrheitlich und spezifisch um die Kinder. Deshalb ist jetzt die Stichprobengrösse N = nRSS + nREG = 69 + 168 = 237 Kinder.

2.4.1 Globale Einschätzung

Um ein erstes Bild von der gesundheitlichen Verfassung der Kinder zu bekommen, wurden die Eltern um eine globale Einschätzung gebeten: *„Wie schätzen Sie die Gesundheit Ihres Kindes generell ein?"* Tab. 44 zeigt die Zusammenfassung der Ergebnisse:

Genereller Gesundheitszustand						
Dem Kind geht es gesundheitlich generell …	nRSS	%RSS	nREG	%REG	nALLE	%ALLE
sehr gut	35	50.7	101	60.1	136	57.4
gut	21	30.4	52	31.0	73	30.8
mittelmässig	3	4.3	3	1.8	6	2.5
eher schlecht	3	4.3	3	1.8	6	2.5
sehr schlecht	0	0	0	0	0	0
keine Antwort	7	10.1	9	5.4	16	6.8
Summe der Kinder	69	100	168	100	237	100

Tab. 44: „Wie schätzen Sie die Gesundheit Ihres Kindes ganz allgemein ein?"

Nahezu 90% aller Kinder erfreuen sich in der Einschätzung ihrer Eltern generell einer guten oder sogar sehr guten Gesundheit. Mittelmässig oder eher schlecht geht es nur sehr wenigen Kindern. Über eine sehr schlechte Gesundheit berichtet niemand. Die gesundheitliche Situation der Kinder der RSS ist im Vergleich zur REG deutlich weniger positiv ausgeprägt („sehr gut": 50.7% vs. 60.1%). Wie die Zahlen zeigen, gibt es an der RSS mehr Kinder, denen es gesundheitlich „mittelmässig" oder „eher schlecht" ergeht (8.6% vs. 3.6%). Die Rohdaten zeigen jedoch, dass es sich hierbei um Einzelfälle von chronischen Erkrankungen wie Krebs, Zöliakie oder starkes *Asthma bronchiale* handelt. Diese belasten das Gesamtbild, so dass wir unter diesem Aspekt die gesundheitliche Verfassung der Kinder in der Einschätzung ihrer Eltern als gut bis sehr gut einstufen dürfen.

Um dieses Bild zu verifizieren, haben wir in einem anderen Kapitel des Fragebogens nach der Unternehmungslust, nach Erschöpfungsgefühlen sowie nach der Regenerations- und der Entspannungsfähigkeit der Kinder gefragt (Tab. 45 bis 47).

Voller Energie?	nRSS	%RSS	nREG	%REG	nALLE	%ALLE
praktisch nie	0	0	0	0	0	0
selten	1	1.4	0	0	1	0.4
gelegentlich	2	2.9	7	4.2	9	3.8
oft	39	56.5	73	43.5	112	47.3
immer	27	39.1	85	50.6	112	47.3
keine Antwort	0	0	3	1.8	3	1.3
Summe der Kinder	69	100	168	100	237	100

Tab. 45: „Ist Ihr Kind in den letzten zwei Wochen voller Energie gewesen?"

Erschöpfungsgefühle	nRSS	%RSS	nREG	%REG	nALLE	%ALLE
praktisch nie	44	63.8	98	58.3	142	59.9
selten	22	31.9	53	31.5	75	31.6
gelegentlich	3	4.3	12	7.1	15	6.3
oft	0	0.0	2	1.2	2	0.8
immer	0	0	0	0	0	0
keine Antwort	0	0.0	3	1.8	3	1.3
Summe der Kinder	69	100	168	100	237	100

Tab. 46: „Hat sich Ihr Kind in den letzten zwei Wochen völlig erschöpft gefühlt?"

Erholungsfähigkeit	nRSS	%RSS	nREG	%REG	nALLE	%ALLE
praktisch nie	0	0	0	0	0	0
selten	0	0	3	1.8	3	1.3
gelegentlich	3	4.3	10	6.0	13	5.5
oft	35	50.7	72	42.9	107	45.1
immer	31	44.9	80	47.6	111	46.8
keine Antwort	0	0	3	1.8	3	1.3
Summe der Kinder	69	100.0	168	100	237	100

Tab. 47: „Hat sich Ihr Kind in den letzten zwei Wochen nach einem anstrengenden Tag erholen können?“

Alle hier abgefragten Aspekte zeigen, dass die Kinder zu einem sehr grossen Teil über eine hohe Aktivitätsenergie sowie eine gute bis sehr gute Erholungsfähigkeit verfügen und kaum Anzeichen von Erschöpfungen zeigen. Dies können wir als eine Bestätigung des von den Eltern berichteten guten bis sehr guten Gesundheitszustandes der Kinder auffassen. Zwischen den Kindern der RSS und der REG gibt es keine auffälligen Unterschiede.

2.4.2 Schlaf der Kinder

Der Schlaf ist eine der Hauptquellen für die körperliche und seelische Gesundheit (Marti 2006). Deshalb haben wir uns nach dem Schlafverhalten der Kinder erkundigt und neben einer Einschätzung der Schlafqualität auch die durchschnittliche Schlafenszeit, die Zubettgeh-Zeit sowie eventuell auftretende Schlafstörungen erfragt (Tab. 48 bis 52).

Nach Auskunft der Eltern verfügen die allermeisten Kinder über einen guten (88.2 %) oder einen mässig guten Schlaf (8.9 %). Die meisten Kinder (60.8 %) schlafen pro Nacht 9 bis 10 Stunden, etwa 35 % aller Kinder schlafen mehr als 10 Stunden. Praktisch alle Eltern (97 %) achten offensichtlich auf eine Regelmässigkeit der Zubettgeh-Zeit. Diese Zeit liegt für 65.4 % zwischen 20 und 21 Uhr, 28.3 % der Kinder gehen bereits vor 20 Uhr schlafen (unabhängig vom Alter der Kinder). Auffallend ist, dass 56.5 % der RSS-Kinder vor 20 Uhr schlafen gehen vs. 16.7% bei den REG-Kindern. Über 70 % der Kinder haben keine nennenswerten Schlafstörungen („selten oder nie“); über häufige Schlafstörungen („fast täglich“, „mehrmals pro Woche“ oder „fast jede Woche“) wird von insgesamt 11 % der Kinder berichtet.

Schlafgüte	nRSS	%RSS	nREG	%REG	nALLE	%ALLE
schlecht	0	0	0	0	0	0
mässig	5	7.2	16	9.5	21	8.9
gut	62	89.9	147	87.5	209	88.2
keine Antwort	2	2.9	5	3.0	7	3.0
Summe der Kinder	69	100	168	100	237	100

Tab. 48: „Wie schätzen Sie den Schlaf Ihres Kindes generell ein?“

Schlafstunden	nRSS	%RSS	nREG	%REG	nALLE	%ALLE
weniger als 5 Std.	0	0	0	0	0	0
5–6 Std.	0	0	1	0.6	1	0.4
7–8 Std.	3	4.3	0	0	3	1.3
9–10 Std.	37	53.6	107	63.7	144	60.8
mehr als 10 Stunden	27	39.1	55	32.7	82	34.6
keine Antwort	2	2.9	5	3.0	7	3.0
Summe der Kinder	69	100	168	100	237	100

Tab. 49: „Wie viele Stunden schläft Ihr Kind durchschnittlich pro Nacht?“

Regelmässigkeit	nRSS	%RSS	nREG	%REG	nALLE	%ALLE
ja	49	71.0	88	52.4	137	57.8
eher ja	17	24.6	76	45.2	93	39.2
eher nein	1	1.4	0	0	1	0.4
nein	0	0	0	0	0	0
keine Antwort	2	2.9	4	2.4	6	2.5
Summe der Kinder	69	100	168	100	237	100

Tab. 50: „Geht Ihr Kind abends regelmässig um die gleiche Uhrzeit ins Bett?“

Insgesamt ergibt sich ein Bild, das durch einen meist guten und ausreichenden Schlaf sowie eine gewisse Regelmässigkeit der Zubettgeh-Zeit gekennzeichnet ist. Freilich zeigt jedes 9. Kind im vergangenen Halbjahr häufige Einschlaf- oder Durchschlafstörungen. Aus unseren Erhebungen sind keine Hinweise auf mögliche Ursachen oder Folgen (Tagesmüdigkeit, Erschöpfbarkeit usw.) dieser Symptome zu erkennen. Zwischen den beiden Teilkollektiven gibt es keine deutlichen Unterschiede.

Zubettgehzeit	nRSS	%RSS	nREG	%REG	nALLE	%ALLE
vor 20 Uhr	39	56.5	28	16.7	67	28.3
zwischen 20 und 21Uhr	27	39.1	128	76.2	155	65.4
zwischen 21 und 22 Uhr	1	1.4	9	5.4	10	4.2
nach 22 Uhr	0	0	0	0	0	0
keine Antwort	2	2.9	3	1.8	5	2.1
Summe der Kinder	69	100	168	100	237	100

Tab. 51: Um welche Uhrzeit geht Ihr Kind normalerweise abends ins Bett?"

Schlafstörungen	nRSS	%RSS	nREG	%REG	nALLE	%ALLE
fast täglich	2	2.9	3	1.8	5	2.1
mehrmals pro Woche	2	2.9	6	3.6	8	3.4
fast jede Woche	3	4.3	10	6.0	13	5.5
ca. monatlich	9	13.0	23	13.7	32	13.5
selten oder nie	50	72.5	120	71.4	170	71.7
keine Antwort	3	4.3	6	3.6	9	3.8
Summe der Kinder	69	100	168	100	237	100

Tab. 52: „Hat Ihr Kind in den vergangenen 6 Monaten unter Schlafstörungen gelitten (Einschlafen, Durchschlafen)"?

2.4.3 Ernährung der Kinder

Die Abbildungen 8 bis 13 zeigen die Ergebnisse auf die Frage nach der Ernährung in den Familien, insofern sie die Kinder betrifft:

„Unsere Ernährung ist gekennzeichnet durch ..."

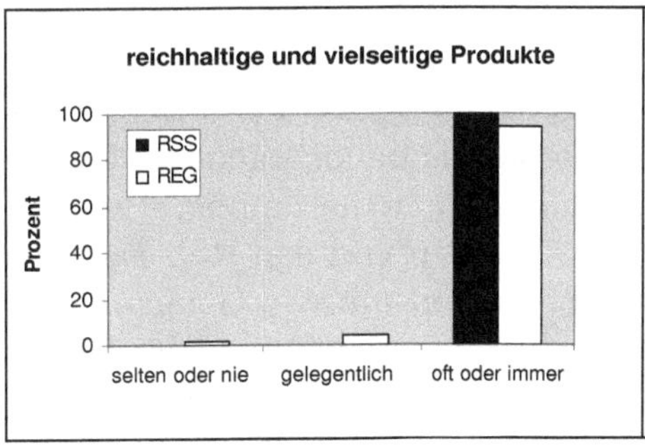

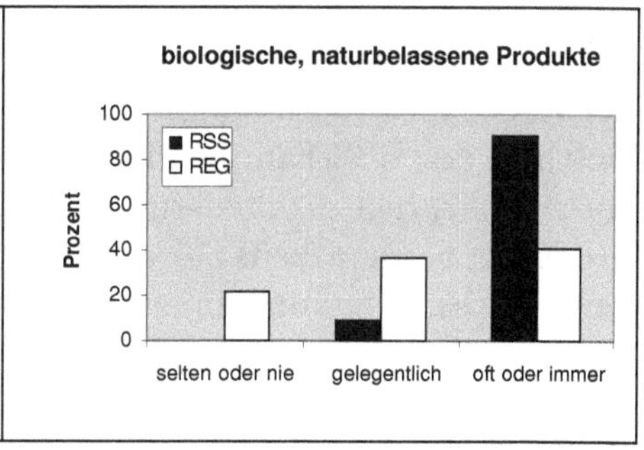

Abb. 8 ns. *Abb. 9* $p < 0.05$.

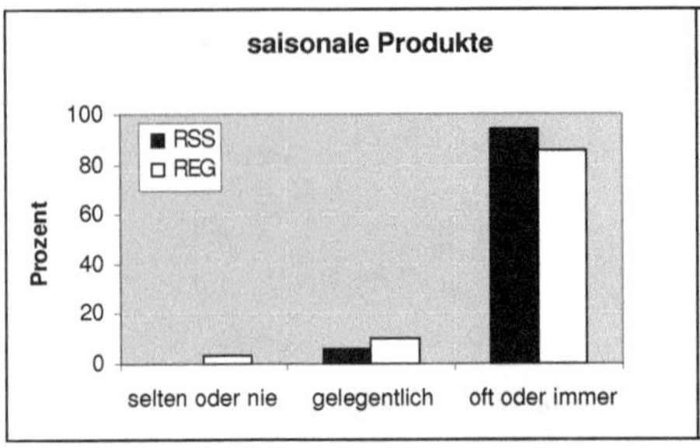

Abb. 10 ns.

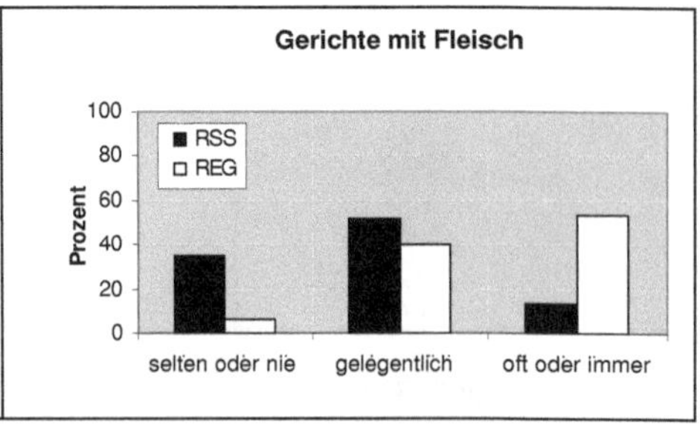

Abb. 11 $p < 0.001$.

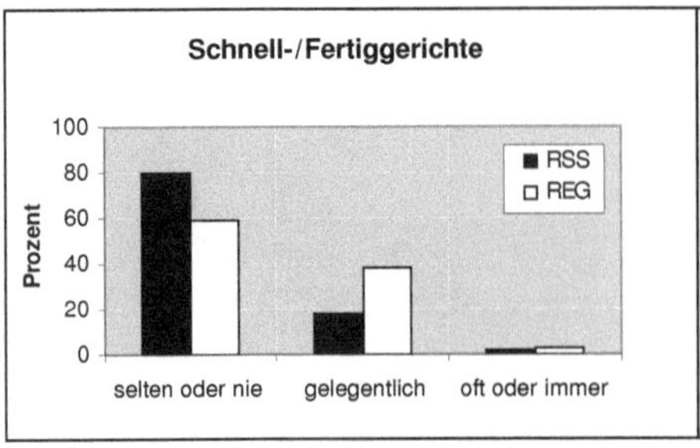

Abb. 12 $p = 0.000$

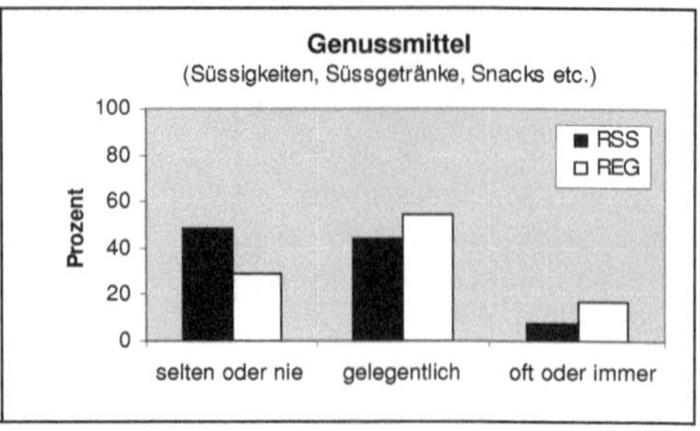

Abb. 13 $p < 0.05$.

In den allermeisten Familien wird auf eine reichhaltige und vielseitige Ernährung geachtet (Abb. 8). In den Familien der RSS werden im Vergleich zu den REG biologische und naturbelassene Erzeugnisse eindeutig bevorzugt ($p < 0.05$). Auf Grund der Interessenlage der Elternschaft für die anthroposophische Lebenseinstellung können wir vermuten, dass die Bevorzugung biologischer Produkte nicht nur gesundheitsbezogen, sondern auch ökologisch motiviert ist (Abb. 9). Bezüglich der Ernährung durch saisonale Produkte gibt es nur eine tendenziell grössere Bevorzugung durch die Familien der RSS (Abb. 10), hingegen ist eindeutig, dass die REG-Familien im Vergleich zu den RSS-Familien Fleischgerichte stärker bevorzugen ($p < 0.001$). Auch industriell produzierte Fertiggerichte (z.B. Beutelsuppen, Tiefkühlprodukte, Fertigpizzen, Dosenravioli u.Ä.) werden von den RSS-Familien eindeutig seltener konsumiert (Abb. 10). Beim Konsum von Genussmitteln wie Süssigkeiten (Schokolade u.Ä.), Süssgetränken (Cola etc.) oder Snacks sind die Familien der RSS signifikant zurückhaltender als die Familien der REG (Abb. 11). Eine völlige Abstinenz gibt es nur bei 2 % der Familien; mit 46.3 % aller RSS-Familien überwiegt der Anteil, deren Kinder nur ausnahmsweise („selten") Genussmittel konsumieren. Ein Vergleich zum betreffenden Konsumverhalten der REG-Familien ergibt einen signifikanten Unterschied ($p < 0.05$).

Fassen wir die sechs Aspekte zum Ernährungsverhalten der befragen Familien zusammen und gehen wir davon aus, dass die Ernährung nicht nur gesundheitlich relevant ist, sondern auch eine ökologische Dimension hat (inkl. der industriellen Fertigung), dann lässt sich den RSS-Eltern ein stärker ausgeprägtes Ernährungsbewusstsein attestieren.

2.4.4 Medizinische Behandlungsmethoden

Die Eltern wurden gebeten, im Fragebogen die von ihnen in Anspruch genommenen medizinischen Behandlungsmethoden anzugeben und auch anzukreuzen, welche Methoden sie *nicht* beanspruchen. Neben der so genannten Schulmedizin wurde nach den 5 komplementärmedizinischen Methoden gefragt, wie sie derzeit auch in der öffentlichen gesundheitspolitischen Diskussion stehen. Da Mehrfachnennungen möglich waren, ist die Gesamtzahl der Antworten grösser als die Zahl der befragten Familien. In den nachfolgenden Abbildungen geben wir die Ergebnisse getrennt nach RSS und REG wieder (Abb. 14a und 14b):

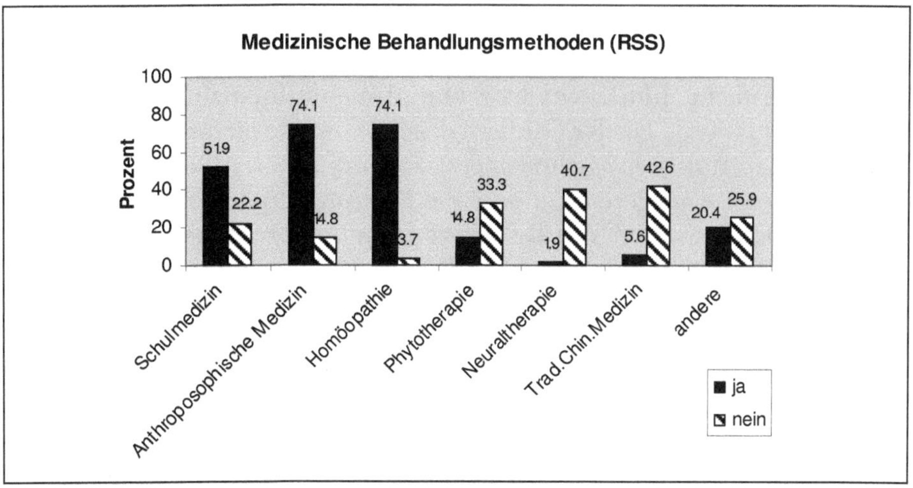

Abb. 14a: Medizinische Behandlungsmethoden, wie sie von den Familien der RSS beansprucht bzw. ausdrücklich nicht beansprucht werden.

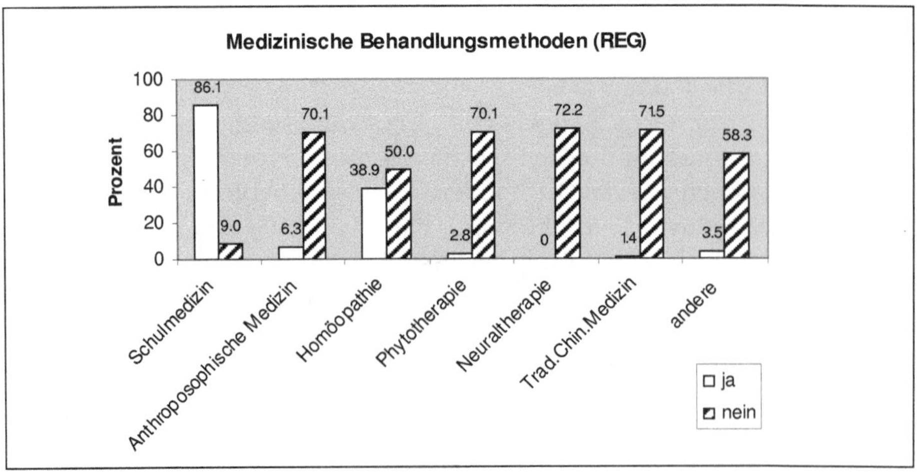

Abb. 14b: Medizinische Behandlungsmethoden, wie sie von den Familien der REG beansprucht bzw. ausdrücklich nicht beansprucht werden.

Die beiden Diagramme zeigen, dass die so genannte Schulmedizin von beiden Familienkollektiven in Anspruch genommen wird, von allen RSS-Familien allerdings nur etwa zur Hälfte (51.9 %) im Vergleich zu den REG-Familien mit 86.1 %. Rund ein Fünftel (22.2 %) der RSS-Eltern geben an, auf die Schulmedizin zu verzichten. Eine deutliche Bevorzugung unter den RSS-Familien erfahren dagegen die anthroposophische Medizin und die Homöopathie (mit je zu 74.1 %). Unter den RSS-Familien gibt es keine Familie, die nicht mindestens eine komplementärmedizinische Methode beansprucht (100 %). Die REG-Eltern dagegen beanspruchen von den komplementärmedizinischen Methoden praktisch nur die Homöopathie (38.9 %). In der Schweiz wird geschätzt, dass die Komplementärmedizin von rund 40 % bis höchstens 48 % der Bevölkerung in Anspruch genommen wird (zit. nach BAG 1999). Die Eltern der REG liegen an diesen Werten gemessen im schweizerischen Durchschnittsbereich, die Eltern der RSS eindeutig und markant darüber.

In der öffentlichen Diskussion zur Komplementärmedizin wird immer wieder ins Feld geführt, Komplementärmedizin würde bevorzugt von Personen mit einem höheren Bildungsstand in Anspruch genommen (siehe Kranz und Rosenmund, 1998). In unserem Kollektiv, das eine relative Übervertretung des höheren Bildungsstandes (Tertiärstufe) aufweist, gibt es keine Anzeichen eines solchen Zusammenhangs.

Durch die Nähe der RSS-Eltern zur anthroposophischen Pädagogik ist die Bevorzugung komplementärmedizinischer Heilmethoden überdurchschnittlich hoch und deshalb nicht repräsentativ für die Gesamtbevölkerung. Das REG-Kollektiv mit einer Inanspruchnahme von knapp 40% liegt deutlich näher an den gesamtschweizerischen Werten (40% bis höchstens 60%; siehe Kranz u. Rosenmund 1998).

2.4.5 Impfungen

Zur Gesundheitsvorsorge gehört das Impfen. Eine Impfung soll das Kind vor möglichen infektiösen Erkrankungen schützen. Uns interessierte, gegen welche Erkrankungen die Kinder geimpft sind und in welchem Alter die erste Impfung vorgenommen wurde. Die Ergebnisse sind in Abb. 15 und 16 zu sehen:

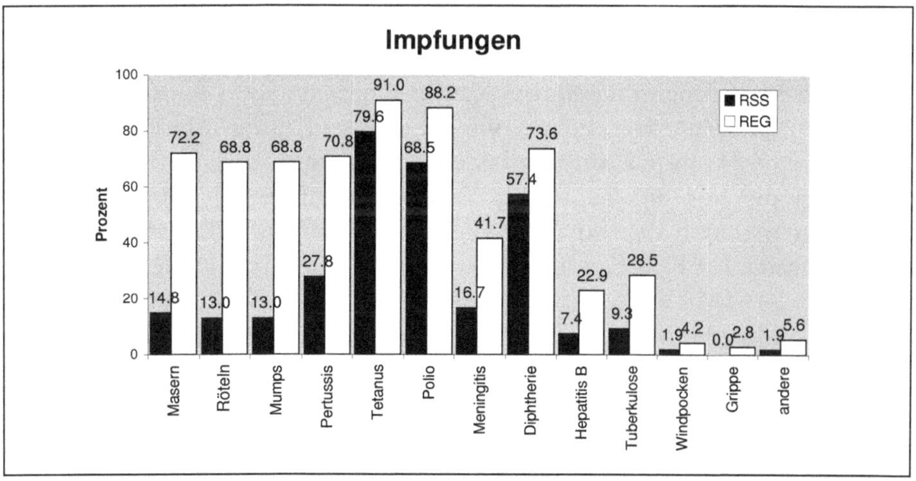

Abb. 15: „Ist Ihr Kind geimpft gegen eine oder mehrere der nebenstehenden Infektionskrankheiten?" (Mehrfachnennungen möglich). Ja-Antworten getrennt nach RSS und REG dargestellt.

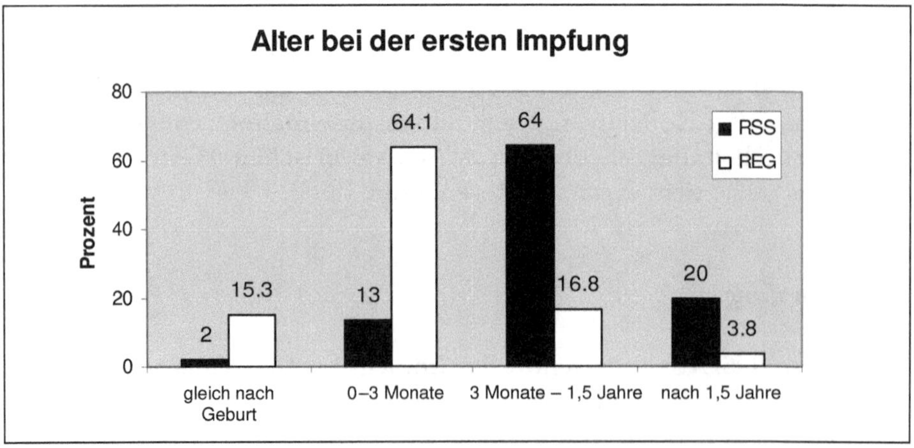

Abb. 16: „In welchem Alter bekam Ihr Kind die erste Impfung?" Ergebnisse getrennt nach RSS und REG dargestellt. Signifikanz bezüglich 3-Monatsgrenze: $p = 0.000$.

Von allen Kindern sind 83 % (RSS) bzw. 95 % (REG) gegen mindestens eine Infektionskrankheit geimpft. 11 % (RSS) bzw. 2 % (REG) der Kinder haben noch keine Impfung erhalten (bei 6 % RSS und 3 % REG fehlen die Angaben). Abb. 15 zeigt, dass die meisten Eltern ihre Kinder mindestens gegen Tetanus („Starrkrampf") impfen lassen (79.6 % resp. 91 %). Am zweithäufigsten ist die Impfung gegen Polio („Kinderlähmung") mit 68.5 % bzw. 88.2 %, gefolgt von der Impfung gegen Diphtherie (57.4 % resp. 73.6 %). Die Impfraten bei RSS-Kindern liegen generell signifikant tiefer als bei den REG-Kindern. Am ausgeprägtesten sind diese Differenzen bei den Impfungen gegen Masern, Mumps und Röteln sowie gegen die Pertussis („Keuchhusten"). Bei den REG-Kindern liegt die MMR- und Pertussis-Durchimpfung bei rund 69 %, bei den RSS-Kindern zwischen 13 % und 28 %. Die durchgehend tieferen Impfraten bei den RSS-Kindern lassen sich im Zusammenhang sehen mit der stärkeren Bevorzugung komplementärmedizinischer Heilmethoden in der RSS-Elternschaft resp. der stärkeren Orientierung der REG-Elternschaft an der Schulmedizin. Anthroposophisch orientierte Ärzte empfehlen in der Regel eine individuell differenzierte Entscheidung der Impffrage, während Schulmediziner eher für eine systematische Durchimpfung der Gesamtbevölkerung einstehen.

Abb. 16 zeigt, dass die Mehrheit der REG-Kinder ihre erste Impfung in den ersten drei Lebensmonaten erhält. Die RSS-Kinder dagegen werden mehrheitlich erst im Zeitraum bis 1.5 Jahre geimpft; rund jedes fünfte RSS-

Kind (20%) wird erstmals sogar erst nach 1.5 Jahren geimpft (vs. REG mit 3.8%). Die Unterschiede sind bezüglich der 3-Monatsgrenze hoch signifikant (p = 0.0001).

Die vergleichsweise hohen Durchimpfraten für Tetanus und Polio auch im RSS-Kollektiv legen nahe, dass diese Krankheiten auch von den RSS-Eltern als schwerwiegend eingestuft und klar von den Kinderkrankheiten unterschieden werden.

Die Umfrage ergab auch für das REG-Kollektiv tendenziell niedrigere Durchimpfraten als die Erhebungen des Bundesamtes für Gesundheit. Die Raten betrugen in unserer Studie z.B. für Masern 72.2%, für Mumps 68.5% und für Röteln 68.8%; die Angaben des BAG für den Kanton Bern belaufen sich auf Werte bis 85% (BAG 2007). Nach Einschätzung der WHO wären für eine nachhaltige Elimination z.B. der Masern Durchimpfraten um 95% notwendig.

Noch 1996 zeigte das Institut für Sozial- und Präventivmedizin der Universität Basel auf, dass der Immunschutz betr. Masern, Mumps und vor allem Röteln in Gemeinden mit Durchimpfraten um 75% besser war als in Gemeinden mit Durchimpfraten um 90% (Stohrer-Draxl P et al., 1999), weil viele Ungeimpfte die Krankheiten noch durchgemacht und die Geimpften ihren Schutz durch Kontakt mit den Wildviren geboostert hatten. Unterdessen sind die drei Kinderkrankheiten allerdings so selten geworden, dass die Durchseuchung mit den Wildviren kaum mehr ins Gewicht fällt. Dementsprechend haben sich diese ehemaligen Kinderkrankheiten zunehmend ins Adoleszenten- bzw. Erwachsenenalter einerseits und ins Säuglingsalter andererseits verlagert, wo die Krankheiten gefährlicher verlaufen. Die Impfindikation basiert damit bei Masern, Mumps und Röteln zunehmend auf dem Solidaritätsargument; die Impfungen gegen die Kinderkrankheiten sind von einer medizinischen zu einer sozialen Frage geworden.

2.4.6 Stillen

Die Muttermilch ist nicht nur „Ernährung“, sie hat auch gesundheitliche Folgen für das Kind. So ist gut bekannt, dass dem Kind über die Muttermilch neben wichtigen Körperaufbaustoffen auch ein so genannter Nestschutz, d.h. ein Immunschutz durch mütterliche Antikörper zukommt. Weiter enthält die Brustnahrung bestimmte Substanzen, welche die Verdauung des Säuglings positiv beeinflussen und z.B. bei der Fett- und Eiweissverdauung mithelfen. Die Ernährung mit Muttermilch hat über die Säuglingszeit hinaus vielfältige gesundheitliche Wirkungen. Die Ergebnisse aus einer Reihe von prospektiven Studien legen nahe, dem ausschliesslichen Stillen von mindestens 4 Monaten Dauer eine protektive Wirkung bezüglich Asthma im späteren Kindesalter zuzuschreiben (Oddy et al. 1999).

Wir haben die Eltern gefragt, wie lange das Kind ausschliesslich gestillt wurde (*ohne* Zusatznahrung), wie lange das Kind überhaupt gestillt wurde (*mit* Zusatznahrung) und ab welchem Alter das Kind nur noch Zusatznahrung erhielt (Kuhmilch, Getreidebreie etc.). Die Ergebnisse sind in Abb. 17, 18 und 19 zusammengefasst.

Abb. 17 zeigt, dass mehr als die Hälfte aller Kinder (54.4 %) rund 6 Monate *ausschliesslich* mit Muttermilch ernährt wurde, die Kinder der RSS jedoch deutlich häufiger (69.6 %) als die Kinder der REG (48.2 %). Rund 7 % der Kinder sind überhaupt nicht gestillt worden, 19 % nur bis zum 3. Monat. 11 % der Kinder wurden bis 9 Monate ausschliesslich gestillt, und nur rund jedes zwanzigste Kind erhielt länger als 9 Monate ausschliesslich Brustnahrung.

Abb. 18 macht deutlich, dass das Stillen aber bei einer Vielzahl von Kindern länger als 9 Monate dauert, jetzt jedoch ergänzt durch Zusatznahrung wie Getreide- und Gemüsebreie etc. Die Kinder der RSS erhielten fast doppelt so häufig bis über den 9. Lebensmonat hinaus Muttermilch, ergänzt durch Zusatznahrung, als die Kinder der REG (60.9 % vs. 33.9 %).

Ein durchaus ähnliches Bild ergibt auch Abb. 19: Mehr als die Hälfte aller Kinder (53.2 %) wurde nach ihrem 9. Lebensmonat abgestillt und ab dann nur noch mit Zusatznahrung ernährt, die Kinder der RSS wiederum deutlich häufiger als die der REG. Wie bei Abb. 17 muss auch hier in Abb. 18 berücksichtigt werden, dass der genaue Zeitpunkt des Abstillens aus der Erhebung nicht ermittelbar ist.

Das Weltkinderhilfswerk UNICEF hat in einer Erklärung empfohlen (UNICEF 1990), die Kinder 4 bis 6 Monate ausschliesslich zu stillen und erst anschliessend und allmählich zu einer komplementären Ernährung überzugehen. Die Organisation machte es sich zum Ziel, diesen Standard weltweit durchzusetzen und die Voraussetzungen zu schaffen, dass alle Mütter mindestens 4 bis 6 Monate ausschliesslich stillen können. Setzen wir als ideale Stillzeit 6 Monate, dann ist dieser Standard bei 31.5 % der REG-Kinder nicht erfüllt, bei den Kindern der RSS sind es 13 %. Der Unterschied ist signifikant mit $p < 0.01$. Ein noch markanterer Unterschied ergibt sich im Vergleich des Stillens überhaupt bzw. des Abstillens im Alter von über 9 Monaten (Abb. 17 und Abb. 18):

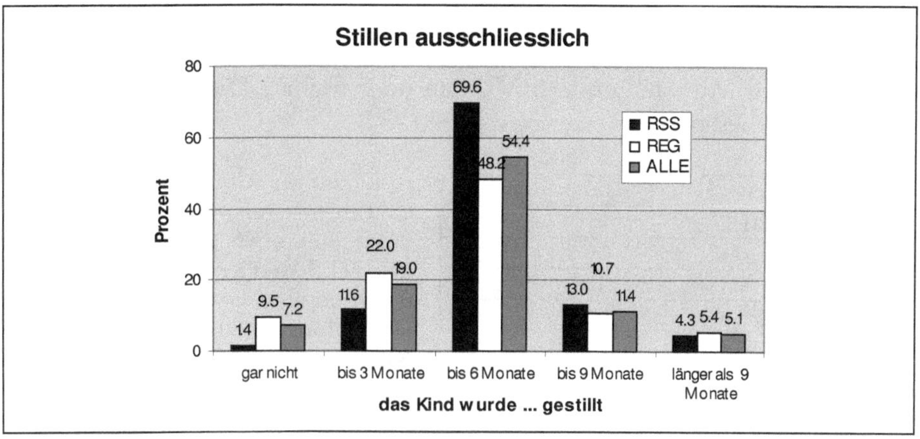

Abb. 17: „Wie lange ist das Kind ausschliesslich gestillt worden (nur Muttermilch, ohne Zusatznahrung)?" Unterschied RSS/REG bezüglich 6-Monatsgrenze: $p < 0.01$.

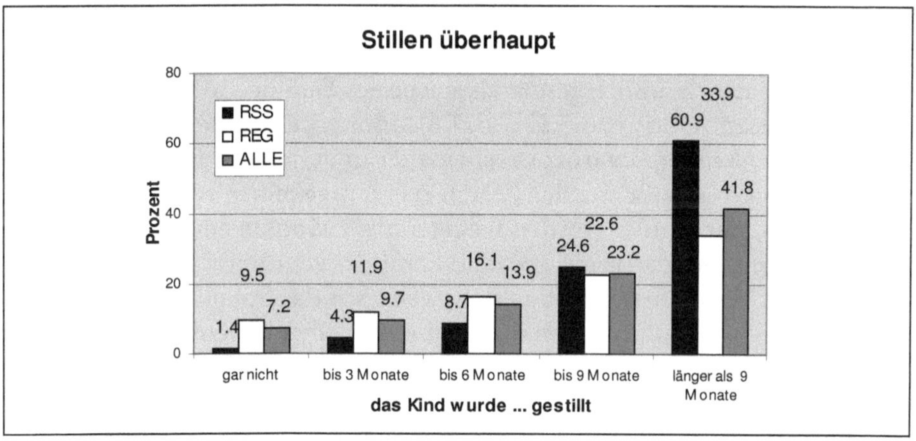

Abb. 18: „Wie lange ist das Kind überhaupt gestillt worden (neben Muttermilch, auch Zusatznahrung)?" Unterschied RSS/ REG bezüglich 9-Monatsgrenze: $p = 0.0001$.

Um zu prüfen, ob die Stillzeit mit der ökonomischen Situation der Familie zusammenhängt, haben wir die Stillzeit mit dem materiellen Lebensstandard (MLS) verglichen. Für den durchschnittlichen Lebensstandard (Mittelwert) haben wir den Wert 9.2 ermittelt (siehe Abb. 3). Da die MLS-Werte nur ganzzahlig sind, haben wir 9 als Grenzwert definiert. Erreicht eine Familie einen MLS-Wert von 8 oder darunter bzw. 9 oder darüber, teilten wir sie der Klasse „unterdurchschnittlich“ bzw. „überdurchschnittlich“ zu (Ø⁻ bzw. Ø⁺). Dann verglichen wir diese Klassen mit der Stillzeit (SZ), und zwar „unter 6 Monate“ und „6 Monate oder mehr“. Die Zuordnung der Familien zu diesen Klassen zeigt Tab. 53:

	ALLE	n = 218
MLS:	Ø⁺	Ø⁻
SZ < 6 M	36	24
SZ > 6 M	116	42
p		0.054
OR		1.84
(95% CI)		(0.939–3.606)

Abkürzungen:
Ø⁺ Lebensstandard mit dem MLS-Wert 9 oder höher; Ø⁻ Lebensstandard mit dem MLS-Wert 8 oder tiefer; SZ < 6 M: das Kind wird gar nicht oder weniger als 6 Monate gestillt; SZ > 6 M: das Kind wird 6 Monate oder länger gestillt.

Tab. 53: Materieller Lebensstandard (MLS) und Stillzeit (SZ).

Die Tabelle veranschaulicht, dass ein Zusammenhang zwischen dem materiellen Lebensstandard MLS und der Stillzeit SZ besteht, und zwar mit einer grenzwertigen Signifikanz auf dem Niveau p = 0.054. Kinder aus Familien mit einem niederen Lebensstandard werden demnach tendenziell weniger lang ausschliesslich gestillt als solche aus Familien mit einem höheren Lebensstandard (Odds Ratio OR = 1.8). Immerhin gibt es aber ungefähr 20% (n = 42) Kinder, die trotz bescheidener materieller Verhältnisse 6 Monate und länger gestillt wurden. Auch das Umgekehrte ist der Fall: rund 16% (n = 36) der Kinder wurden weniger als 6 Monate gestillt, obwohl sie in materiell gut oder sehr gut gestellte Familien geboren wurden.

Ähnliche Verhältnisse ergeben sich, wenn wir das Stillen überhaupt bzw. das Abstillen in Relation setzen mit dem materiellen Lebensstandard MLS. Auch hier können wir nicht mehr als die Tendenz feststellen, dass der Lebensstandard mit der Zeit des Abstillens in Zusammenhang steht (die Zahlen sind wegen der fehlenden Signifikanz des Vergleichs hier nicht aufgeführt).

Ein Zusammenhang von Stillzeit und materiellem Lebensstandard sagt noch nichts aus über die Ursachen dieses Zusammenhangs. Auch haben wir nicht berücksichtigt, dass wir oben nur das ausschliessliche Stillen, nicht aber das Stillen überhaupt in Rechnung gezogen haben. Wie Abb. 18 veranschaulicht, hat das Stillen bei der Mehrheit der Kinder 9 Monate und länger gedauert, ergänzt durch Zusatznahrung. Die Notwendigkeit der Mütter mit unter dem Durchschnitt liegendem Lebensstandard, möglichst bald die Erwerbstätigkeit wieder aufnehmen zu müssen, kann also kaum die Ursache sein für eine nur minimale Stillzeit. Auch scheint eine gute materielle Lebenssituation nicht schon automatisch der Anlass für ein längeres Stillen zu sein.

Um die Frage nach den unterschiedlich langen Stillzeiten zu klären, haben wir die Zeit des ausschliesslichen Stillens mit dem Bildungsstand der Mütter verglichen („nur obligatorische Schule“ vs. „Sekundärstufe II und Tertiärstufe“). Ein Vergleich führt aber weder zu einer signifikanten Unterscheidung noch zu Trends, so dass der Bildungsstand, wie wir ihn in der Erhebung erfassen konnten, als Ursache für das Stillverhalten ausser Betracht fällt.

2.4.7 Einsatz von Antibiotika und Antipyretika

Antibiotika sind spezifisch wirksame Medikamente gegen bakterielle Infektionen und ihre toxischen Auswirkungen auf den Gesamtorganismus. Sie verhindern oder hemmen das Bakterienwachstum oder bringen die Erreger zum Absterben. Antibiotika können sinnvoll sein, wenn der Organismus und sein Immunsystem gegen Infektionen nicht genügend aufkommen können und deshalb in akuten Situationen medikamentöse „Fremdhilfe“ brauchen. Werden Antibiotika hingegen eingesetzt, obwohl der Organismus gegen die Infektion aufkommen könnte, dann wird dem Immunsystem die Chance genommen, an dieser Infektion zu „lernen“ und sich die nötigen Abwehrkräfte selber aufzubauen. Dies ist insbesondere dann der Fall, wenn Antibiotika präventiv eingesetzt werden, um einer möglichen Infektion vorzubeugen. Wie die Praxis zeigt, verordnen namentlich viele Allgemeinmediziner und Kinderärzte Antibiotika bei Erkältungen und Erkrankungen der oberen Atemwege wie Halsweh, Husten, Schnupfen (die meist viral bedingt sind) sowie bei Sinusitis oder Ohrenschmerzen. Da die Antibiotika aber nicht nur spezifisch wirken, sondern Auswirkungen auf den Gesamtorganismus haben können (z. B. auf die immunrelevante Darmflora, diese schädigen und damit einer postantibiotischen Infektion Vorschub leisten) und die Bildung von Resistenzen gegen Antibiotika befördern, ist ein unkritischer und massenhafter Einsatz besonders problematisch. Deshalb ist ein sorgfältiger und zurückhaltender Antibiotikaeinsatz angezeigt. Das gilt insbesondere bei Kindern, deren Immunsystemkompetenz noch im Werden ist. Studien zur Langzeitwirkung von Antibiotikagaben gibt es bis heute kaum. Unzählige Studien stärken aber den Verdacht, dass

Antibiotikagaben in den ersten Lebensjahren später beispielsweise zu einer erhöhten Prävalenz von Asthma führen (z.B. Kozyrskyj et al. 2007).

Antipyretika sind entzündungshemmende und meist auch schmerzlindernde Medikamente und werden häufig zur Senkung von Fieber eingesetzt. Entzündungen und Fieber sind aber nicht nur Symptome für ein Krankheitsgeschehen, sondern ebenso für einen vom Organismus in Gang gesetzten Heilungsprozess. Mit dem Einsatz von Antipyretika können die Symptome der Erkrankung beseitigt werden, gleichzeitig aber beeinträchtigen sie den Organismus und seine Selbstheilungsfähigkeit. Aus salutogenetischer bzw. komplementärmedizinischer Sicht gilt es deshalb abzuwägen, wie weit eine defensive Therapie angezeigt ist oder ob es Möglichkeiten gibt, den Organismus in seinen eigenen Heilungsvorgängen zu unterstützen. So ist Fieber nachweislich geeignet, vermehrt Lymphozyten zu mobilisieren und damit die körpereigene Abwehr gegen Viren und Bakterien in Gang zu setzen (Qing Chen 2006; Shannon 2006). Der Einsatz von Antipyretika verhindert diesen Vorgang.

Da sowohl Antibiotika als auch Antipyretika nicht nur immediate, sondern Langzeitwirkungen haben können und frühere Medikationen die aktuelle Gesundheit der Kinder beeinflussen könnten, haben wir im Fragebogen nach dem Einsatz von fiebersenkenden Medikamenten (z.B. Paracetamol, Dafalgan, Panadol etc.) sowie von Antibiotika/Penicillin gefragt. Die Antworten sind nach RSS und REG getrennt dargestellt in Abb. 19 und 20:

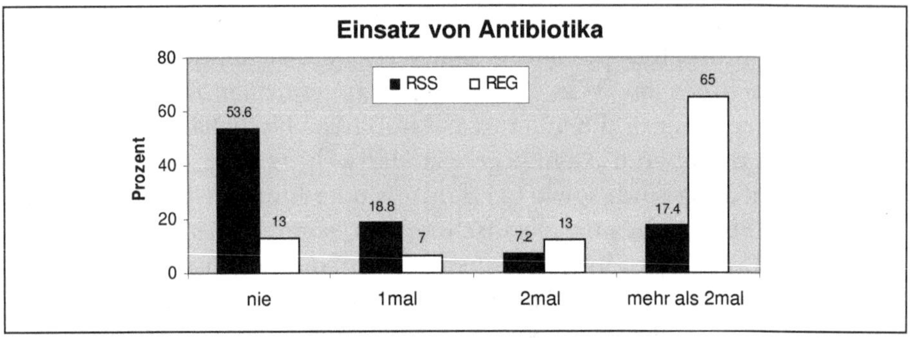

Abb. 19: „Wurde Ihr Kind schon mit Antibiotika/Penicillin behandelt?“ Unterschied REG/RSS bezüglich 1-mal-Grenze: $p < 0.05$.

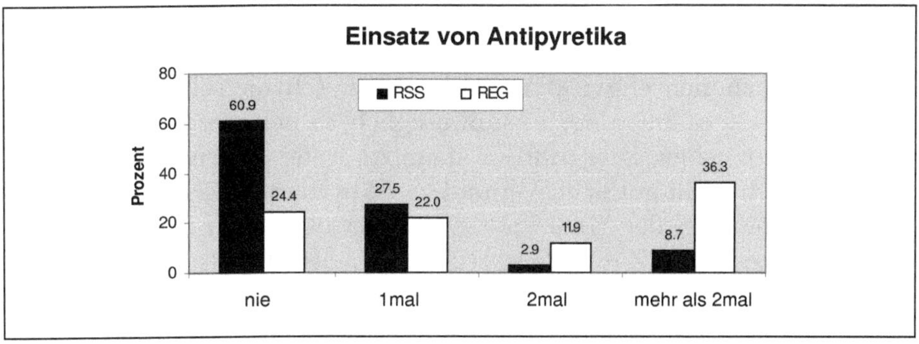

Abb. 20: „Wurden Ihrem Kind schon chemische fiebersenkende Mittel verabreicht (z.B. Paracetamol, Dafalgan, Panadol etc.)?" Unterschied REG/RSS bezüglich 1-mal-Grenze: $p < 0.05$.

Zwischen den beiden Teilkollektiven gibt es signifikante Unterschiede: Mehr als die Hälfte der RSS-Kinder (53.6%) erhielt noch nie Antibiotika, rund ein Viertel (25.4%) ein- oder zweimal und nur 8.7% wurden bereits mehr als zweimal damit behandelt. Bei den REG-Kindern sind es 24.4%, die noch nie Antibiotika verabreicht bekamen, 20% erhielten das Medikament ein- oder zweimal und 65% gar dreimal oder häufiger. Namentlich in den Extremen („noch nie" und „mehr als 2-mal") unterscheiden sich die beiden Kollektive hoch signifikant; $p < 0.001$). Bei der ein- und zweimaligen Antibiotika-Behandlung liegt ein Unterschied mit einer Signifikanz von $p > 0.05$ vor.

Bezüglich der Anwendung von fiebersenkenden Mitteln ergibt sich ein ähnliches Bild: Auch hier ist der Unterschied in den Extremen hoch signifikant ($p < 0.001$), derjenige im Häufigkeitsbereich „ein- oder zweimal" ist signifikant mit $p < 0.05$.

Aus den vorliegenden Daten ergibt sich, dass die Eltern der RSS ihre Kinder sehr deutlich weniger häufig mit Antibiotika bzw. Antipyretika behandeln lassen als die Eltern der REG. Dies lässt auf eine Restriktion im Zusammenhang mit einer unterschiedlichen Beanspruchung schulmedizinischer und komplementärmedizinischer Behandlungsmethoden schliessen. Komplementärmediziner neigen eher dazu, den Einsatz von Antibiotika und Antipyretika auf akute Notfälle zu beschränken und zu versuchen, den Organismus primär durch andere Therapien in seiner Selbstheilung zu unterstützen.

2.4.8 Gesundheitliche Situation der Eltern

Kinder können sich entwicklungsbedingt nur schwer selber abgrenzen; insbesondere ist es ihnen noch kaum möglich, in belastenden Situationen auf Distanz zu gehen. Dies trifft v.a. dann zu, wenn es den eigenen Eltern gesundheitlich nicht gut geht. Vermutlich ist es unerheblich, ob das Kind mit dem Vater oder der Mutter mitleidet, oder ob es von diesen kräftebedingt nicht genügend Zuwendung erfährt. In jedem Fall ist damit zu rechnen, dass das Kind auf die Dauer gesundheitlich selber geschwächt wird und mit meist psychosomatischen Symptomen reagiert. Deshalb ist es angezeigt, nach der gesundheitlichen Situation der Eltern zu fragen. Wir haben die Fragen nach der körperlichen und der psychischen Gesundheit der leiblichen Mutter bzw. des leiblichen Vaters differenziert. Da die möglichen Auswirkungen auf das Kind interessieren, haben wir die Antworten der Eltern nicht aus dem Datensatz für die Familien entnommen, sondern aus dem für die Kinder. Die Ergebnisse in Tab. 54 und 55 beziehen sich also auf die Eltern des Kindes, womit die Eltern von mehreren Kindern auch mehrmals erfasst sind.

Den Eltern der allermeisten Kinder (83%) geht es gesundheitlich im Mittel gut oder sehr gut, knapp 10% der Kinder haben mindestens einen Elternteil, dem es gesundheitlich nur mässig gut geht, und rund 2 bis 3 Kinder von hundert erleben zuhause Mutter oder Vater in einer schlechten oder sehr schlechten gesundheitlichen Verfassung. Zwischen den Kollektiven RSS und REG gibt es keine relevanten Unterschiede. In den RSS scheinen die Kinder mit psychisch belasteten Eltern häufiger zu sein als in den REG (grau unterlegte Daten). Statistisch ergibt sich jedoch keine Sicherheit, so dass wir höchstens von einer Tendenz sprechen können.

Um besonders die psychische Belastung der Kinder noch deutlicher abzubilden, haben wir die Eltern gefragt: *„Falls die psychische Gesundheit der Mutter/des Vaters mässig, schlecht oder sehr schlecht ist: geht diese in Richtung von Depressionen oder immer wiederkehrenden Erschöpfungszuständen?“* Die Antworten sind in Tab. 55 zusammengestellt.

Die körperliche bzw. psychische Gesundheit von Mutter bzw. Vater ist...	RSS (%)				REG (%)				ALLE (%)				Mittel
	kpM	psyM	kpV	psyV	kpM	psyM	kpV	psyV	kpM	psyM	kpV	psyV	
gut oder sehr gut	89.8	78.3	86.9	72.4	87.5	84.5	83.9	80.3	88.2	82.7	84.8	78.0	83.4
mässig	5.8	14.5	2.9	15.9	7.1	10.7	10.1	11.9	6.8	11.8	8.0	13.1	9.9
schlecht	2.9	5.8	2.9	5.8	0.6	0.6	0	3.0	1.3	2.1	0.8	3.8	2.0
sehr schlecht	1.4	1.4	1.4	0	0	0	0	0	0.4	0.4	0.4	0.0	0.3
keine Angabe	0	0	5.8	5.8	4.8	4.2	6.0	4.8	3.4	3.0	5.9	5.1	4.3
Summe der Kinder	100	100	100	100	100	100	100	100	100	100	100	100	100

Tab. 55: „Wie ist die körperliche bzw. psychische Gesundheit der leiblichen Mutter bzw. des leiblichen Vaters des Kindes?" – kpM / kpV: körperliche Gesundheit Mutter / Vater; psyM / psyV: psychische Gesundheit Mutter / Vater. – grau unterlegte Daten: siehe Text.

Depressionen oder Erschöpfungszustände	RSS		REG		ALLE		Mittel
	%M	%V	%M	%V	%M	%V	%
nein (weil andere)	4.3	5.8	11.3	12.5	9.3	10.5	9.9
schwach ausgeprägt	7.2	11.6	6.5	7.7	6.8	8.9	7.8
mässig ausgeprägt	10.1	7.2	6.0	7.1	7.2	7.2	7.2
stark ausgeprägt	5.8	1.4	1.2	1.8	2.5	1.7	2.1
nicht betroffen	72.5	73.9	75.0	70.8	74.3	71.7	73.0
Summe der Kinder	100	100	100	100	100	100	100

Tab. 56: „Falls die psychische Gesundheit der Mutter / des Vaters mässig, schlecht oder sehr schlecht ist: geht diese in Richtung von Depressionen oder immer wiederkehrenden Erschöpfungszuständen?" – grau unterlegte Daten: siehe Text.

Im Mittel sind rund drei Viertel aller Kinder (73%) zuhause nicht von psychischen Schwierigkeiten der Eltern betroffen. Von etwa 17% der Kinder geben die Eltern im Mittel an, unter leichten bis schweren Depressionen oder immer wiederkehrenden Erschöpfungszuständen zu leiden. Andere als depressive Leiden scheinen besonders bei den Eltern der REG häufiger zu sein (2.5 mal wie RSS). Bei 8 Kindern (ALLE) sind sowohl die Mutter als auch der Vater gesundheitlich in einer psychisch mässig oder stark ausgeprägt belasteten Verfassung (in Tab. 56 nicht dargestellt).

Im Vergleich der beiden Kollektive scheinen in den RSS vermehrt Kinder mit Müttern zu sein, die unter mittelschweren bis schweren Depressionen und/oder Erschöpfungen leiden (grau unterlegte Daten). Wie oben können wir auch hier nur von einer Tendenz, nicht aber von einem signifikanten Unterschied sprechen.

2.4.9 Zwischenergebnisse und Diskussion

Auf Grund der vorliegenden Daten ergeht es den allermeisten Kindern (ca. 90 %) generell gut oder sehr gut. Die meisten der Kinder verfügen über eine hohe Aktivitätsenergie und eine gute Erholungsfähigkeit und zeigen kaum Anzeichen einer ernsthaften Erschöpfbarkeit. In der Einschätzung der Eltern trifft dies auch auf den Schlaf der Kinder zu, der für rund 90 % als gut eingestuft wird. Häufige Einschlaf- oder Durchschlafstörungen (täglich oder mehrmals pro Woche) treten bei etwa 11 % der Kinder auf. Die Kinder scheinen für ihr Alter auch allermeist genügend und ausreichend zu schlafen: Die am häufigsten (60 %) genannte Schlafdauer liegt zwischen 9 und 10 Stunden pro Nacht, für rund 35 % der Kinder liegt die Dauer noch darüber. Eine Differenzierung nach dem Alter ist nicht zu erkennen (Daten hier nicht dargestellt). Die Mehrheit der Kinder geht auch regelmässig zu Bett, was nicht zuletzt auf die Schlafbedürfnisse der Kinder sowie auf den Einfluss der Eltern zurückzuführen sein dürfte.

Einen Unterschied der Teilkollektive RSS und REG gibt es nicht. Auf den ersten Blick scheinen die RSS-Eltern den globalen Gesundheitszustand der Kinder kritischer einzuschätzen. Es zeigt sich aber, dass eine Reihe von RSS-Kindern unter ernsthafteren Erkrankungen (Krebs, Zöliakie, schweres Bronchialasthma u. a.) leidet, was das Gesamtbild einer generell gesunden Kohorte beeinträchtigt.

Zur Gesundheitserhaltung gehört neben medizinischen Vorsorgemassnahmen die Ernährung. Hier zeigt sich, dass die meisten Eltern auf eine qualitativ reichhaltige und vielseitige Ernährung der Kinder achten und saisonale Produkte (Früchte, Gemüse) bevorzugen. Hinsichtlich naturbelassener oder naturnaher Produkte aus biologischem Anbau ist das Bild dagegen heterogen. Rund 90 % der Eltern der RSS geben an, biologisch erzeugte Produkte zu bevorzugen (vs. 41 % REG). Ein umgekehrtes Bild ergibt der Verzehr von Fleisch, der Konsum von Genussmitteln (Süssigkeiten, Snacks etc.) sowie die Verwendung von industriell hergestellten Fertiggerichten: Hier erweisen sich die Eltern der RSS als eindeutig zurückhaltender als die Eltern der REG. Eine völlige Abstinenz bei diesen Produkten gehört aber eher zu den Ausnahmen. Aus der Erhebung lässt sich schliessen, dass die Eltern der RSS bei der Ernährung ganz offensichtlich auf Gesundheit und Ökologie achten und mit industriell produzierten Nahrungsmitteln inkl. Süssigkeiten zurückhaltend umgehen.

Sehr markante Unterschiede zwischen den Teilkollektiven RSS und REG gibt es auch in der Bevorzugung medizinischer Behandlungsmethoden. Besonders die anthroposophische Medizin und die Homöopathie werden von rund drei Vierteln der RSS-Eltern als von ihnen bevorzugt angegeben, ohne allerdings schulmedizinische Behandlungen auszuschliessen. Da die anthroposophischen Ärzte vom beruflichen Hintergrund her alle auch schulmedizinisch ausgebildet sind, ist dieser Befund nahe liegend. Komplementärmedizinische Behandlungsmethoden werden in den REG nur bei einer kleinen Minderheit der Eltern bevorzugt.

Im Zusammenhang mit den Behandlungsmethoden muss auch die teilweise recht unterschiedliche Impfpraxis gesehen werden. Hier können wir finden, dass die Eltern der RSS ganz generell (d.h. bei allen abgefragten Impfungen) eindeutig zurückhaltender sind. Besonders ausgeprägt ist diese Zurückhaltung bei der MMR-Impfung und der Pertussis-Impfung, die bis zu diesem Alter nur von einem kleinen Teil der Eltern durchgeführt wurden. Diese Zurückhaltung zeigt sich auch beim Alter der Kinder, in dem diese ihre erste Impfung (z.B. gegen Polio oder Tetanus) erhielten.

Mit den bevorzugten Behandlungsmethoden dürfte auch der teilweise sehr unterschiedliche Umgang mit Antibiotika und fiebersenkenden Medikamenten in Zusammenhang stehen. Wir haben gefunden, dass die Kinder der RSS signifikant weniger mit diesen Mitteln behandelt wurden, mehr als die Hälfte der Kinder (54% bzw. 61%) sogar überhaupt noch nie.

Das Ernährungsverhalten, die Wahl der medizinischen Behandlungsmethoden, die Impfpraxis sowie der Einsatz von Antibiotika und Antipyretika dürften nicht im direkten Einflussbereich der Schulen stehen. Da sich das Bild in allen hier genannten Aspekten deckt und im Wesentlichen auch die Zeit vor der Einschulung umfasst, kann angenommen werden, dass sich in den in Rede stehenden Aspekten vorwiegend die weltanschauliche Lebenseinstellung der Eltern niederschlägt. Wie wir im vorangehenden Kapitel gezeigt haben, sind soziale, ökonomische und bildungsmässige Unterschiede zwischen den befragten Elternkollektiven RSS und REG nicht wesentlich vorhanden, so dass diese Faktoren für eine Deutung der Unterschiede in der Gesundheitsvorsorge ausgeschlossen werden können. Im Falle der RSS ist eher davon auszugehen, dass sich die Lebenseinstellung der Eltern und die von der Schule vermittelte weltanschauliche Einstellung treffen, was nicht zuletzt auch zur Entscheidung der Eltern für diese Schule geführt haben dürfte.

Eindeutig ist auch das Bild, das wir zum Stillen der Kinder bekommen. Hier zeigt sich, dass die RSS-Kinder signifikant länger ausschliesslich Muttermilch erhielten als die REG-Kinder und auch deutlich häufiger erst nach dem 9. Lebensmonat abgestillt wurden. Gründe für diese Unterschiede können wir aber weder im materiellen Lebensstandard als Messgrösse für die ökonomischen Verhältnisse, noch im Bildungsstand der Mütter finden. Wir können deshalb vermuten, dass sich auch in dieser Frage die Lebenseinstellung der Mütter bemerkbar macht. Wie wir im vorigen Kapitel gezeigt haben, haben sich auffallend viele Eltern der RSS bereits sehr lange vor der Einschulung ihres Kindes mit pädagogischen Fragen beschäftigt, so dass anzunehmen ist, dass aus dieser Beschäftigung auch die Bedeutung des Stillens erkannt worden ist.

Ein noch nicht sehr deutliches Bild ergibt sich aus der gesundheitlichen Situation, in der die Kinder mit ihren Eltern leben. Zunächst ist zu bemerken, dass im Mittel über 80% der Kinder körperlich und psychisch gesunde Eltern haben. Rund jedes zehnte Kind erlebt zuhause einen Elternteil, dem es gesundheitlich nur mässig gut geht, in einzelnen Fällen sogar schlecht oder sehr schlecht. Zwischen den Kollektiven der RSS und REG gibt es keine signifikanten Unterschiede, tendenziell scheinen an der RSS aber etwas mehr Kinder zu sein, deren Mutter unter psychischen Problemen leidet. Diese psychischen Probleme lassen sich aufgrund der Befragung dem Symptomkreis der Depressionen und Erschöpfungszustände zuordnen. Die höhere Prävalenz erschöpfter Mütter in den RSS dürfte mit der mehr als zweifachen Häufigkeit allein erziehender Mütter an diesen Schulen zusammenhängen (siehe Tab. 2).

Die WHO schätzt, dass in den Industrieländern rund 5% bis 10% der Menschen unter depressiven Zuständen leiden (<www.searo.who.int>), so dass die von uns erhobene Prävalenz bei den Eltern nicht aussergewöhnlich zu sein scheint (da wegen der Fragestellung Doppelnennungen vorliegen, dürfte die tatsächliche Prävalenz von depressiven Zuständen in den befragten Elternkollektiven tiefer liegen). Es bleibt noch abzuklären, was für Auswirkungen die gesundheitliche Situation der Eltern für die Kinder haben kann. Auf Grund diverser Studien ist bekannt, dass depressive Leiden namentlich der Mütter ein Risiko für das Kind darstellen und dieses in seiner emotionalen und sozialen Entwicklung beeinträchtigen können (Maughan et al. 2007; Elgar et al. 2007; Weissmann et al. 2006).

Bis hierher ergibt sich gesamthaft gesehen ein aus der Einschätzung der Eltern mehrheitlich positives Bild von der Gesundheit der erhobenen Kinder. Besonders bei den Kindern der RSS zeichnet sich jedoch die Gesundheitsvorsorge durch die Eltern dadurch aus, dass die Eltern offensichtlich ausgeprägt gesundheitsbewusst sind und überdurchschnittlich häufig komplementärmedizinische Behandlungsmethoden bevorzugen, zurückhaltend sind in defensiven Therapien (Impfen, Einsatz von Antibiotika und Antipyretika) und stark auf eine sowohl gesunde als auch ökologisch vertretbare Ernährung achten.

2.5 Krankheiten

2.5.1 Psychosomatische Leiden und ADS

Psychosomatische Beschwerden sind Symptome, für die keine ausreichenden körperlichen Ursachen gefunden werden können, die sich aber somatisch äussern (ICD-10). Dazu zählen etwa Kopfweh, Rückenschmerzen (inkl. Hals und Schulter), Bauchschmerzen, Appetitlosigkeit, Übelkeit und allgemeines Unwohlsein, aber auch Schlafstörungen, Nervosität und Unruhe, Müdigkeit und Erschöpfungsgefühle.

Es herrscht heute weitgehend Konsens darüber, dass diese Symptome (sofern organische Ursachen ausgeschlossen werden können) auf psychischen Stress aufgrund psychosozialer Spannungen zurückgeführt werden können (z.B. zerrüttete Familienverhältnisse). Dazu kommen bei Schulkindern Schulstress (z.B. Versagensängste, Mobbing durch andere Kinder) als Ursache der genannten Symptome. Kopfschmerzen, Bauchschmerzen etc. sind demnach häufig nur die symptomatische Erscheinung eines allgemeineren Grundleidens. Ein plausibler Zusammenhang zwischen der Art des somatischen Symptoms und den psychischen Gründen gibt es nicht.

Wir haben den Eltern im Fragebogen eine Liste von Beschwerden vorgelegt und sie gebeten anzugeben, welche davon sie in den vergangenen 6 Monaten bei ihrem Kind beobachtet haben und wie häufig. Tab. 57 zeigt die prozentuale Verteilung der abgefragten Symptome bei 237 Kindern.

Die Daten zeigen, dass Nervosität und Unruhe, Konzentrationsstörungen, Bauchweh und Schlafstörungen die am häufigsten (mindestens wöchentlich) auftretenden Symptome sind. Rund 6% bis 12% der Kinder sind davon betroffen (grau unterlegte Daten). 10% bis knapp 20% der Kinder zeigen diese und einige weitere Symptome (z.B. depressive Verstimmungen, Übelkeit) ungefähr monatlich. Der grösste Teil der Kinder (65% bis 95%) ist mehr oder weniger beschwerdefrei.

Psychosomatische und psychische Beschwerden **ALLE** treten bei meinem/unserem Kind... auf (%)	Kopfschmerzen	Nervosität	Konzentrationsstörung	Schwindel	Bauchweh	Übelkeit	Händezittern	Schlafstörungen	depr. Verstimmung	Appetitstörung	Schweissausbrüche	Atembeschwerden
fast täglich	0	2.5	3.4	0	0.4	0	0.4	2.1	0.4	0	0	0.4
mehrmals pro Woche	1.7	2.1	2.9	0	2.5	0	0	3.4	1.3	1.3	1.3	0.4
fast jede Woche	3.4	6.7	6.3	0	3.8	0.4	0	5.5	2.9	2.1	0.4	0.4
ca. einmal pro Monat	10.1	18.9	16.0	2.1	31.1	18.5	0.8	13.4	14.7	9.7	1.3	3.8
selten oder nie	81.1	65.5	67.6	93.3	58.4	77.3	95.0	71.8	76.1	82.8	92.4	90.8
keine Antwort	3.8	4.2	3.8	4.6	3.8	3.8	3.8	3.8	4.6	4.2	4.6	4.2
Summe	100	100	100	100	100	100	100	100	100	100	100	100

Tab. 57: Prävalenz psychosomatischer und psychischer Beschwerden bei 237 Kindern – grau unterlegte Daten: Erläuterungen siehe Text.

Psychosomatische und psychische Beschwerden **RSS** treten bei meinem/unserem Kind... auf (%)	Kopfschmerzen	Nervosität	Konzentrationsstörung	Schwindel	Bauchweh	Übelkeit	Händezittern	Schlafstörungen	depr. Verstimmung	Appetitstörung	Schweissausbrüche	Atembeschwerden
fast täglich	0	0	1.4	0	1.4	0	0	2.9	0	0	0	0
mehrmals pro Woche	1.4	0	0.0	0	2.9	0	0	2.9	2.9	2.9	2.9	0
fast jede Woche	4.3	7.2	5.8	0	4.3	1.4	0	4.3	1.4	2.9	1.4	0
ca. einmal pro Monat	8.7	11.6	8.7	1.4	20.3	14.5	0	13.0	18.8	11.6	4.3	4.3
selten oder nie	81.2	76.8	79.7	94.2	66.7	79.7	95.7	72.5	72.5	78.3	87.0	91.3
keine Antwort	4.3	4.3	4.3	4.3	4.3	4.3	4.3	4.3	4.3	4.3	4.3	4.3
Summe	100	100	100	100	100	100	100	100	100	100	100	100

Tab. 58a: Prävalenz psychosomatischer und psychischer Beschwerden bei Kindern der RSS (n = 69).

Psychosomatische und psychische Beschwerden **REG** treten bei meinem/unserem Kind... auf (%)	Kopfschmerzen	Nervosität	Konzentrationsstörung	Schwindel	Bauchweh	Übelkeit	Händezittern	Schlafstörungen	depr. Verstimmung	Appetitstörung	Schweissausbrüche	Atembeschwerden
fast täglich	0	3.6	4.1	0	0	0	0.6	1.8	0.6	0	0	0.6
mehrmals pro Woche	1.8	3.0	4.1	0	2.4	0	0	3.6	0.6	0.6	0.6	0.6
fast jede Woche	3.0	6.5	6.5	0	3.6	0	0	5.9	3.6	1.8	0	0.6
ca. einmal pro Monat	10.7	21.9	18.9	2.4	35.5	20.1	1.2	13.6	13.0	8.9	0	3.6
selten oder nie	81.1	60.9	62.7	92.9	55.0	76.3	94.7	71.6	77.5	84.6	94.7	90.5
keine Antwort	3.6	4.1	3.6	4.7	3.6	3.6	3.6	3.6	4.7	4.1	4.7	4.1
Summe	100	100	100	100	100	100	100	100	100	100	100	100

Tab. 58b: Prävalenz psychosomatischer und psychischer Beschwerden bei Kindern der REG (n=168).

Tab. 57 zeigt, dass die Nervosität, die Konzentrationsstörungen, Bauchweh und Schlafstörungen zu den am häufigsten auftretenden Beschwerden gehören. Fasst man das fast tägliche, mehrmals pro Woche und wöchentliche Auftreten zusammen, so sind es bis zu 12.6% aller Kinder, die nach Auskunft der Eltern an mindestens einem dieser Symptome leiden. Vergleichen wir die Ausprägung der psychosomatischen Leiden der beiden Teilkollektive RSS und REG miteinander, dann ergibt dies in Bezug auf die beschwerdefreien Kinder („selten oder nie") signifikante Unterschiede bei der Nervosität und den Konzentrationsstörungen (je $p < 0.001$). Bei den übrigen Beschwerden gibt es im Einzelnen keine Unterschiede. Ziehen wir aber sämtliche abgefragten Beschwerden bei und kreuzen die Anzahl der beschwerdefreien Kinder beider Kollektive mit der Anzahl Kinder, die mindestens an einer psychosomatischen Beschwerde täglich oder wöchentlich leiden, dann ergibt sich mit dem Exakten Fisher-Test ein signifikanter Unterschied zwischen den Kollektiven RSS und REG von $p < 0.001$. Demnach sind die Kinder der RSS insgesamt weniger psychosomatisch belastet als die der REG.

Um zu klären, inwiefern Nervosität und Konzentrationsstörungen andere als psychosomatische Ursachen haben könnten, haben wir die Eltern nach eventuell vorhandenen Diagnosen für ADS gefragt (Hausarzt, Facharzt, Erziehungsberatung). Die Antworten der Eltern sind in Tab. 59 gezeigt.

ADS es liegt eine Diagnose für ADS vor:	RSS		REG		ALLE	
	n	%	n	%	n	%
nein	62	89.9	153	91.1	215	90.7
ja	7	10.1	12	7.1	19	8.0
keine Angabe	0	0	3	1.8	3	1.3
Summe der Kinder	69	100	168	100	237	100

Tab. 59: „Liegt für Ihr Kind eine Diagnose für ADS vor (Hausarzt, Facharzt, Erziehungsberatung, Lehrperson, andere)?"

Demnach weisen 8% aller Kinder eine ADS-Diagnose durch eine Fachperson auf. Bei den RSS-Kindern liegt der Anteil etwas höher als bei den REG-Kindern (10.1% vs. 7.1%), die Unterschiede sind jedoch nicht signifikant ($p = 0.463$). Auf Grund diverser Erhebungen rechnet man etwa mit einer Prävalenz von ADS von 7% (Schweden) bis 20.6% (Brasilien). Die teilweise grossen Unterschiede dürften zu einem guten Teil auf die Unterschiedlichkeiten der Studiendesigns und der Erhebungsinstrumente zurückzuführen sein (Grosskurth 2005).

Da die ADS-Prävalenz mit 8% geringer ist als diejenige der Nervosität und Konzentrationsstörungen (11.3% bzw. 12.6%), kann vermutet werden, dass ein Teil davon entweder subklinischer Art ist, eine Diagnose nie erfolgt ist oder die Diagnosekriterien für ADS nicht erfüllt werden und eine unspezifische Nervosität und/oder Konzentrationsstörung vorliegt. Letzteres ist deshalb wahrscheinlich, weil die Eltern diagnostisch kaum geschult sein dürften und wir es somit mit einem Laienurteil zu tun haben. In Betracht kämen elterliche Eindrücke wie beispielsweise: das Kind zappelt gern und wirkt „hippelig", es ist ungeduldig, unstet in seinen Beschäftigungen und leicht ablenkbar, es kann an nichts richtig dran bleiben etc.

Die Frage nach den Ursachen der unterschiedlichen Prävalenz von Nervosität und Konzentrationsstörungen in den Teilkollektiven RSS und REG ist mit dem Hinweis auf die ADS-Diagnosen nicht geklärt. Einmal orientiert sich eine Diagnose an den Symptomen und gibt damit keine kausale Erklärung ab. Nervosität und Konzentrationsstörungen können auch andere Ursachen haben als neurobiologische Dysfunktionen (Dopamin-Stoffwechsel), in Frage kämen auch etwa übermässiger Medienkonsum (z.B. Stress erzeugende Computerspiele, Gameboys), Überforderungen mit der Tagesstruktur („Hektik"), psychosozialer Stress (z.B. Scheidungssituation, gehänselt werden in der Schule), belastende Lebensereignisse (*Life events:* Verlust eines nahen Angehörigen durch Tod, Trennung, schwere Erkrankung eines Familienmitglieds etc.) (Grosskurth 2005).

Die Gründe, warum RSS-Kinder psychosomatisch weniger belastet sind und insbesondere signifikant weniger unter Nervosität und Konzentrationsstörungen leiden als Kinder der REG, müssen hier ungeklärt bleiben. Dazu wären multivariate Analysen notwendig, wofür der Stichprobenumfang aus der vorliegenden Erhebung aber zu klein ist.

2.5.2 Kinderkrankheiten

Die so genannten Kinderkrankheiten sind infektiöse Erkrankungen mit fiebrigem Verlauf. Meist treten sie im Kindesalter auf und rufen eine lebenslange Immunität gegen die Erreger hervor. Die bekanntesten Kinderkrankheiten sind Masern, Mumps, Röteln, Windpocken und Pertussis („Keuchhusten"). Um ihnen vorzubeugen, werden z.B. von der WHO Impfungen empfohlen. Dadurch sollen nicht nur die Individuen vor diesen Krankheiten geschützt, sondern auch die Bevölkerung vor Epidemien bewahrt werden.

Aus komplementärmedizinischer Sicht sind fiebrige Erkrankungen aber nicht per se zu bekämpfen, weil sie nämlich zur Steigerung der Immunkompetenz des erkrankten Kindes beitragen. Symptom der heilenden Auseinandersetzung des Organismus mit den Erregern ist das Fieber. Fieber ist aber nicht nur ein Symptom; eine erhöhte Körpertemperatur ist zugleich der Anlass, dass Lymphozyten mobilisiert werden und damit die Körperabwehr stimuliert wird (Qing Chen 2006; Shannon 2006). So kann Fieber als eine an sich gesunde Reaktion des Organismus auf Fremdwirkungen durch Krankheitserreger aufgefasst werden.

Die Antworten auf die Frage an die Eltern: *„Hatte Ihr Kind schon je hohes Fieber (39 °C und mehr)?“* sind in Abb. 21 zusammengefasst:

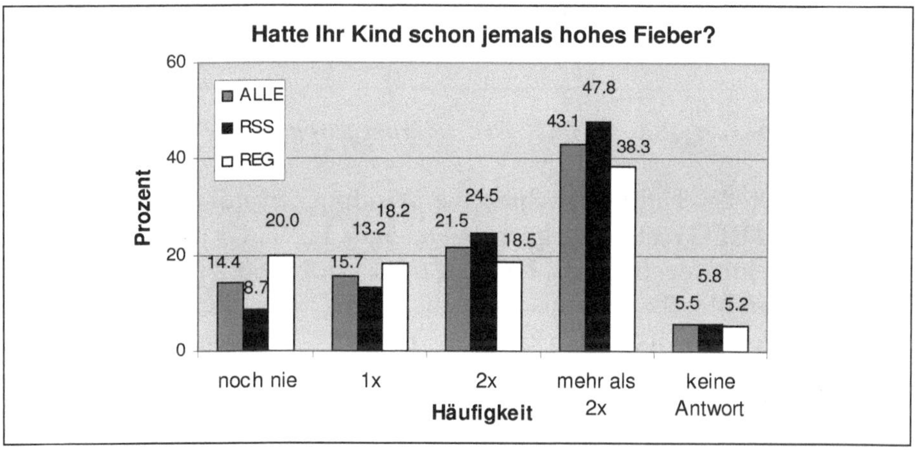

Abb. 21: „Hatte Ihr Kind schon je hohes Fieber (> 39 °C)?“ (N = 237); Unterschied RSS-REG bezüglich der „mehr als 2-mal“-Grenze: $p < 0.05$.

Die Grafik zeigt, dass die grösste Kindergruppe (43.1 %) schon dreimal und häufiger Fieber über 39°C hatte. Die kleinste Gruppe (14.4 %) hatte noch nie hohes Fieber. Vergleichen wir die Teilkollektive RSS und REG, fällt auf, dass mehr Kinder der RSS 2mal und häufiger Fieber hatten als die Kinder der REG. Kreuzen wir die Teilkollektive RSS und REG mit den Kindern, die entweder noch nie oder nur einmal Fieber hatten mit jenen, die 2mal oder häufiger fiebrig erkrankten, ergibt sich ein Unterschied mit einer Signifikanz von $p < 0.05$.

Die grössere Häufigkeit von hohem Fieber bei Kindern der RSS kann mit der geringeren Anwendung fiebersenkender Medikamente sowie mit einem geringeren Impfschutz bzw. einer grösseren Häufigkeit durchgemachter Kinderkrankheiten in Zusammenhang gebracht werden. Abb. 22 gibt zu den bekanntesten Kinderkrankheiten die Häufigkeiten wieder:

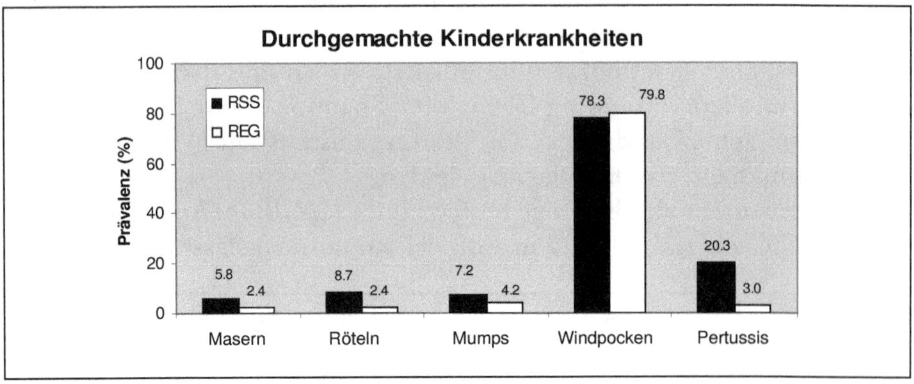

Abb. 22: „Welche der nebenstehenden Kinderkrankheiten hatte Ihr Kind?" (N = 237).

Knappe 80% der Kinder machten die Windpocken durch, und zwar in den RSS und REG recht ausgeglichen (Differenz 1.5%). Grössere Unterschiede gibt es beim Keuchhusten, bei dem der Faktor RSS zu REG bei 6.7 : 1 liegt. Auch an Masern, Mumps und Röteln erkrankten die Kinder der RSS häufiger als die der REG. Für die Röteln und die Pertussis sind die Unterschiede signifikant ($p < 0.05$ bzw. 0.001), für Masern und Mumps liegt bei den Kindern der RSS nur eine tendenziell grössere Häufigkeit vor.

2.5.3 Atopien

Eine Atopie ist die Neigung zu einer überempfindlichen Reaktion des Immunsystems auf an sich harmlose Substanzen aus der Umwelt durch allergische Reaktionen. Solche Substanzen (Allergene) können sein: Hausstaub, Tierhaare und Vogelfedern, Blütenpollen, Schimmelpilze, Nahrungsmittel (z.B. Nüsse, Weizenstärke, Milcheiweiss), bestimmte Metalle (z.B. Nickel, Chrom), bestimmte Chemikalien (z.B. in Waschmitteln), Insektenstiche usw. Es gibt Allergene, die bei Körperkontakt wirken, andere, welche allergische Reaktionen bei der Inhalation auslösen, wiederum andere, die über die Nahrungsaufnahme wirken. Die allergischen Reaktionen bilden sich aus als: atopische Ekzeme (Neurodermitis), als Bindehautentzündung des Auges (Konjunktivitis), als Heuschnupfen (allergische Rhinitis), Nebenhöhlenentzündung (Sinusitis) und allergisches Asthma. Je nachdem, nach welchen Kriterien klassifiziert wird (auslösende Allergene, Wirkmechanismen, klinische Symptome), ergeben sich unterschiedliche Kategorien. Deshalb sind die Ergebnisse verschiedener Untersuchungen zur Vorkommenshäufigkeit der Atopien oft nicht oder nur unter Vorbehalt vergleichbar.

Atopien haben im Verlauf v.a. der letzten Jahrzehnte dramatisch zugenommen. Betroffen sind namentlich die industrialisierten Länder (ISAAC 1998, Asher et al 2006). Obwohl für die Ausbildung einer Atopie genetische Anlagen angenommen werden, gibt es keine Zweifel daran, dass die immunologische Kompetenz sowie eine zunehmende Belastung der Umwelt an dieser Häufigkeitszunahme massgeblich beteiligt sind. Dabei hat die Hygiene-Hypothese in den vergangenen Jahren an Bedeutung gewonnen: Hierbei geht man davon aus, dass ein geringer Kontakt zu Allergenen und Krankheitserregern das Risiko einer späteren Allergie erhöht. Einige Studien haben gezeigt, dass z. B. der Genuss von roher Kuhmilch oder der frühe Kontakt der Kinder mit Tieren (z. B. auf einem Bauernhof) zu einer geringeren Allergierate bei Kindern führt (Waser et al. 2007; Alfvén et al. 2006). Probiotische Nahrungsmittel und eine massvolle „Beschäftigung" des Immunsystems scheinen eine essenzielle Rolle zu spielen. Auch Fieber über 38 °C im ersten Lebensjahr soll zu einer verminderten Sensibilität gegenüber Allergenen führen (Williams et al. 2004). Bei der Diskussion um die Verursachung der rasanten Zunahme von Allergien kommen auch das Stillen, der Einsatz von Antibiotika und Antipyretika sowie die Impfpraxis in Betracht. Eine jüngst im Rahmen der weltweiten Allergiestudie ISAAC publizierte Untersuchung weist ein um 46 % erhöhtes Risiko für Asthmaerkrankungen durch das Antipyretikum Paracetamol nach. Betroffen sind in erster Linie 6- bis 7-Jährige, die das fiebersenkende Medikament im ersten Lebensjahr erhalten haben (Beasley et al. 2008). Die WHO empfiehlt den Einsatz von Paracetamol im Kindesalter bei Fieber ab 38,5 °C.

In der nachfolgenden Abb. 23 sind die Häufigkeiten von Atopien in den beiden Kollektiven RSS und REG dargestellt. Gefragt wurde nach dem Auftreten einer Reihe von atopischen Symptomen, angeboten wurden zum Ankreuzen die Antworten „ja", „nein" und „weiss nicht". Folgende Allergien wurden abgefragt (in Klammern die nähere Umschreibung im Fragebogen):

Neurodermitis (allergische Reaktion der Haut: trockenes Ekzem, Juckreiz); Heuschnupfen (allergische Reaktion der Augen- und Nasenschleimhäute); Asthma (allergische Reaktion der Atemwege); Allergie gegen Hausstaub; Allergie gegen Tierhaare und Federn; Allergie gegen bestimmte Nahrungsmittel; Allergie gegen bestimmte Chemikalien; Allergie gegen bestimmte Kleidungsstoffe; andere.

Nach der Häufigkeit und dem Schweregrad der Beschwerden wurde im Fragebogen nicht gefragt.

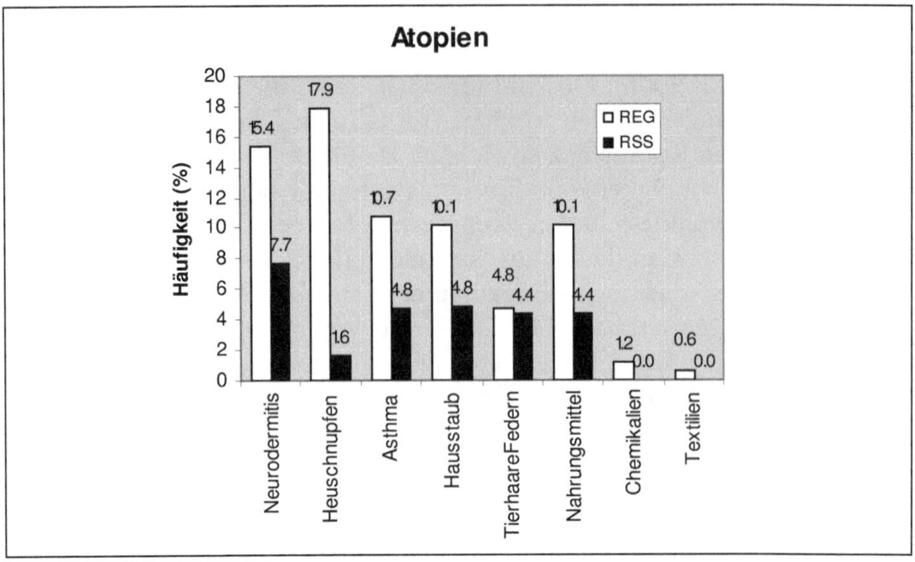

Abb. 23: „Leidet Ihr Kind unter einer der nebenstehenden Erkrankungen oder Beschwerden?"
Die Fragen konnten mit „ja", „nein" oder „weiss nicht" beantwortet werden. Die Darstellung gibt die Ja-Antworten wieder, getrennt nach RSS und REG. Die „weiss-nicht"-Antworten liegen zwischen 0% und 4.2% (Tierhaare 7.3%). Die „weiss-nicht"-Antworten wurden für die Berechnung der Häufigkeiten nicht berücksichtigt.

Die Zahlen aus den Antworten ergeben eine durchschnittlich rund zweifache Häufigkeit von allergischen Reaktionen bei den Kindern der REG gegenüber denen der RSS. Besonders markant ist die Differenz beim Heuschnupfen, der im RSS-Kollektiv nur bei 1.6% der Kinder auftritt, gegenüber 17.9% bei den Kindern der REG. Die Signifikanz des Verhältnisses „Allergiker/Nichtallergiker" im Vergleich RSS/REG liegt bei $p < 0.01$ (ausgenommen die Allergien gegen bestimmte Chemikalien, Textilien und Tierhaare/Federn). Kreuzen wir weiter die Anzahl der Kinder, die nach der Einschätzung der Eltern an mindestens 1 atopischen Erkrankung leiden bzw. beschwerdefrei sind mit ihrer Zugehörigkeit zum RSS- bzw. REG-Kollektiv, dann ergibt dies einen Unterschied mit einer Signifikanz von $p < 0.001$.

Die Häufigkeiten bei den REG-Kindern liegen im Mittel über dem Grössenbereich der Erwartungen, die Zahlen der RSS-Kinder deutlich unterhalb. So hat die KiGGS-Studie (2007) in Deutschland für das Alter von 0 bis 17 Jahren beispielsweise gefunden: „Wenigstens 1 atopische Erkrankung aktuell" bei 16.7 %; der Anteil Sensibilisierter (z.B. Haut-Test positiv) liegt bei 40.8 %. Neurodermitis tritt mit 7.7 % auf, Allergisches Asthma mit durchschnittlich 3.0 %. Bei unseren Ergebnissen ist zu berücksichtigen, dass diese nicht durch Haut-Tests oder Blut-Analysen (Nachweis von IgE) verifiziert wurden und der Befund auf der Einschätzung der Eltern beruht, nicht aber auf derjenigen z.B. des Hausarztes. Da jedoch allergische Reaktionen der Haut (Neurodermitis) und der Atemwege und Bindehäute (Heuschnupfen) relativ offensichtliche und eindeutige Symptome sind, darf davon ausgegangen werden, dass die diagnostischen Laienurteile der Eltern eine nicht allzu grosse Fehlerquelle darstellen, umso mehr, als davon ausgegangen werden darf, dass die Urteilsfähigkeiten der RSS- und REG-Eltern sich nicht wesentlich unterscheiden. Auch wenn unsere Resultate sicher nicht geeignet sind zu einem statistischen Vergleich mit den Ergebnissen anderer Untersuchungen, darf mit der gebotenen Vorsicht doch geschlussfolgert werden, dass die Kinder der RSS weniger mit Atopien belastet sind als die der REG. Unsere Ergebnisse liegen qualitativ eindeutig in der Richtung anderer und weit umfangreicherer Studien. So haben die Studien von Alm et al. (1999), Alfvén et al. (2006) und Flöistrup et al. (2006) gezeigt, dass Schüler aus RSS mit einem anthroposophischen Hintergrund ein signifikant geringeres Allergierisiko aufweisen als Kontrollkinder aus REG. Die einzelnen Faktoren, welche zu der geringeren Atopieprävalenz führen, sind Gegenstand kontroverser Diskussionen und müssen durch weitere Studien noch aufgeklärt werden (siehe dazu auch die Diskussion bei Neumeister 2006).

Zur Beantwortung der Frage, womit der Unterschied in der Atopiehäufigkeit zusammenhängen könnte, haben wir das Kollektiv der Allergiker (mindestens 1 Atopie) mit dem Kollektiv der mindestens 9 Monate lang gestillten Kinder verglichen. Abb. 24. zeigt die Vergleiche. Demnach ist die Häufigkeit von mindestens einer Atopie unter den maximal 3 Monate ausschliesslich gestillten Kindern grösser als unter den im Minimum 9 Monate lang gestillten Kindern (34.9 % vs. 8.4 %). Die Signifikanz des Unterschieds liegt bei $p < 0.001$.

Weiter haben wir nach dem Zusammenhang von Allergien und dem Einsatz von Antibiotika und Antipyretika gefragt. Dazu haben wir die Gruppe der Atopiker (mindestens 1 Allergie) mit der Gruppe der Kinder verglichen, die schon 2-mal oder häufiger mit Antibiotika behandelt wurden (Abb. 25). Das gleiche haben wir mit dem Einsatz fiebersenkender Medikamente gemacht. (Abb. 26). Die Kinder, von denen Angaben entweder zu den Allergien oder zu den Therapien mit Antibiotika bzw. Antipyretika fehlten, liegen zwischen 1.3% und 3.6%. Bei der Berechnung der Häufigkeiten haben wir diese vernachlässigt und sind von N = 237 Kindern = 100% ausgegangen.

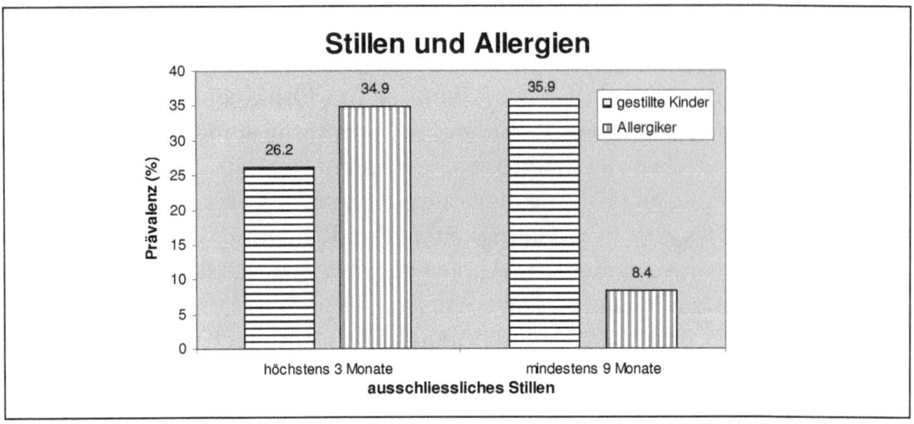

Abb. 24: Dauer des ausschliesslichen Stillens im Vergleich zum Auftreten mindestens einer allergischen Reaktion (N = 237). Unterschied RSS-REG mit $p < 0.001$.

Die drei Abbildungen 24, 25 und 26 veranschaulichen, dass es einen Zusammenhang zu geben scheint einerseits zwischen der Dauer des Stillens, der Therapie mit Antibiotika und fiebersenkenden Medikamenten und der Häufigkeit von Atopien andererseits. Die Ergebnisse bestätigen die Erwartung, die wir auf Grund anderer Studien hatten (Alm et al. 1999; Flöistrup et al. 2006). Dabei ist zu berücksichtigen, dass unsere Daten nicht direkt vergleichbar sind mit den Ergebnissen dieser Studien, da jene ein von uns verschiedenes Alterssegment von Schulkindern untersuchten, den Einsatz von Antibiotika und Antipyretika altersmässig differenzierten (1. Lebensjahr und später) und den Vergleich mit den akuten Atopien an einzelnen spezifischen Allergien testeten (Rhinokonjunktivitis, Asthma, keuchende Atmung, atopisches Ekzem). Auch ist der Stichprobenumfang in unserer

Erhebung wesentlich kleiner als in den zitierten Studien. Weiter ist zu bemerken, dass die festgestellten Zusammenhänge nichts über das Ursache-Wirkung-Verhältnis aussagen. So könnte es beispielsweise sein, dass allergisches Asthma bei einer Reihe von Kindern nicht die Folge von Antibiotikagaben ist, sondern umgekehrt der Antibiotika-Einsatz eine Folge asthmatischer Erkrankung und deren Behandlung mit Antibiotika darstellt. Generell ist zu beachten, dass immer auch so genannte Confounder vorliegen könnten, also beeinflussende Faktoren, die wir nicht berücksichtigt haben.

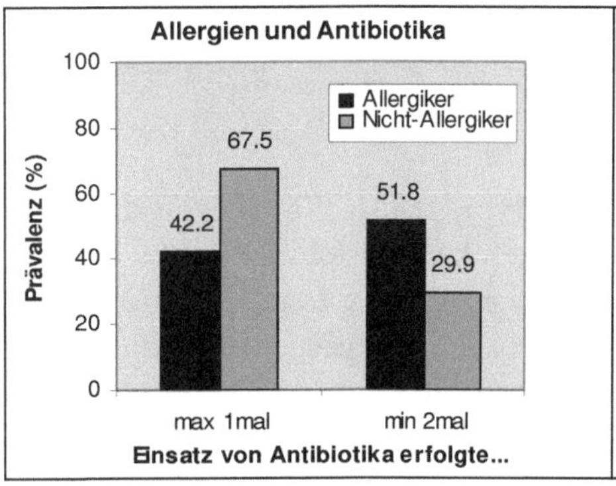

Abb. 25:
Häufigkeiten von Atopien (mindestens 1 Allergie) und Einsatz von Antibiotika bei N=237 Kindern. Die fehlenden Antworten wurden nicht verrechnet. Die Unterschiede sind signifikant ($p < 0.001$).

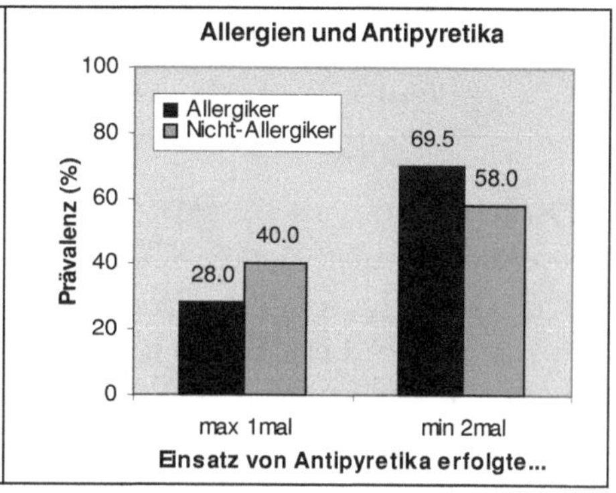

Abb. 26:
Häufigkeiten von Atopien (mindestens 1 Allergie) und Einsatz von Antipyretika bei N=237 Kindern. Die fehlenden Antworten wurden nicht verrechnet. Die Unterschiede sind signifikant ($p < 0.01$).

Weiter haben wir nach dem Zusammenhang von Ernährung und dem Auftreten von Allergien gefragt. Dazu haben wir wiederum die Gruppe der Allergiker (mindestens 1 Allergie) mit der Gruppe von Kindern verglichen, deren Eltern angeben, biologische und naturbelassene Produkte „oft“ oder „immer“ auf den Tisch zu bringen. Da wir nicht spezifisch nach so genannt probiotischen Produkten gefragt haben, die sich in verschiedenen Studien als allergetisch relevant erwiesen haben (siehe z.B. Alm et al. 1999), bleiben diese hier ausser Betracht. Die Ergebnisse zeigt Abb. 27.

Abb. 27 veranschaulicht, dass die Allergiker unter den nicht-biologisch und nicht-naturbelassen ernährten Kindern häufiger sind als in der anderen Gruppe (19.4% vs. 15.1%). Das Allergierisiko ist demgemäss bei „gesunder“ Ernährung geringer als im Gegenfall (RR = 0.75).

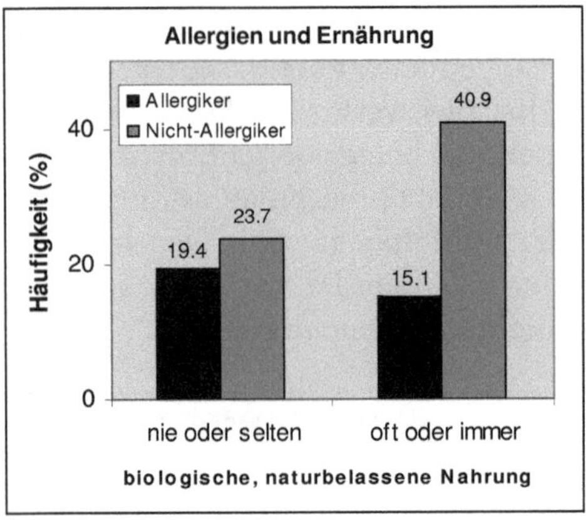

Abb. 27:
Häufigkeiten von Atopien (mindestens 1 Allergie) und biologische, naturbelassene Nahrung bei N = 237 Kindern. Die fehlenden Antworten wurden nicht miteinbezogen. Die Unterschiede sind schwach signifikant mit $p = 0.06$; RR = 0.75 (CI: 0.53939–1.044074).

Es ist bekannt, dass der frühe Kontakt der Kinder mit Haustieren das Risiko vermindert, später eine Allergie zu entwickeln. Deshalb haben wir gefragt, ob im Hauhalt oder in der Wohnung Haustiere leben. Die Antworten der Eltern auf diese Frage haben wir mit den Gruppen von Kindern gekreuzt, die eine Allergie haben bzw. beschwerdefrei sind. Abb. 28 stellt den Vergleich grafisch dar:

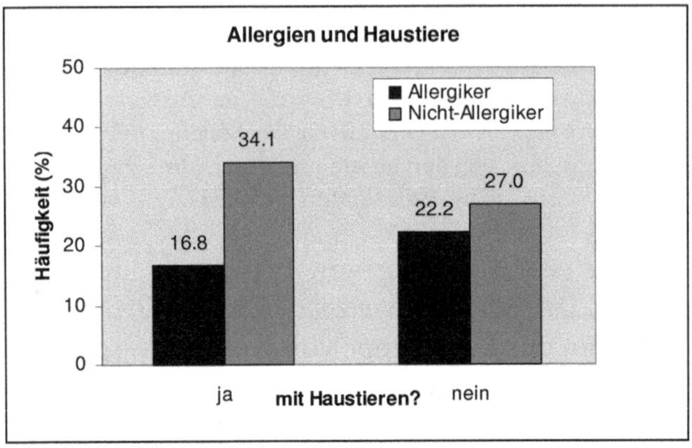

Abb. 28: Häufigkeiten von Atopien (mindestens 1 Allergie) und die Häufigkeit von Haustieren in der Wohnung bei N = 185 Kindern. ($p = 0.092$; OR = 1.67; RR = 1.22).

Der Vergleich der beiden Kohorten zeigt, dass der prozentuale Anteil von Allergikern geringer ist, wenn noch Haustiere in der Wohnung leben als wenn es keine Haustiere gibt, mit denen die Kinder in Kontakt stehen. Der

Unterschied ist allerdings mit $p = 0.092$ nicht signifikant, weshalb wir nur von einem Trend sprechen können. Das Relative Risiko (RR), ohne Haustiere an einer Allergie zu erkranken, beträgt RR = 1.22. Unsere Ergebnisse liegen also in der Richtung der Ergebnisse anderer Studien, die zeigen, dass für eine Reduktion von späteren Allergien ein Kontakt mit den entsprechenden Allergenen im ersten Lebensjahr entscheidend ist, ein erst späterer Kontakt dagegen das Risiko für eine Allergie erhöht (z.B. Brunekreef et al. 1992; Anyo et al. 2002). Allerdings haben wir nicht altersspezifisch gefragt, weshalb wir aus unseren Daten nicht eruieren können, wie viele Kinder schon in den ersten Lebensjahren mit Haustieren umgeben waren.

Gesamthaft gesehen lässt sich aus dem Vergleich mit der Ernährung, der Stilldauer, des Einsatzes von Antibiotika und von fiebersenkenden Mitteln sowie dem Halten von Haustieren der vorsichtige Schluss ziehen, dass diese mit einen Grund darstellen für den signifikanten Unterschied in der Prävalenz von Atopien in den beiden Teilkollektiven RSS und REG.

Zwischen MMR-Impfungen und dem Vorkommen von atopischen Erkrankungen konnten wir keine generellen Zusammenhänge finden. Einzig beim Heuschnupfen ergab sich ein leicht erhöhtes Risiko durch die MMR-Impfung ($p < 0.05$).

2.5.4 Adipositas und Diabetes

Adipositas (Fettleibigkeit) ist eine beträchtliche Überschreitung des Idealgewichtes, gemessen am Body Mass Index BMI. Man unterscheidet die leichte Adipositas (120 bis 140% über dem Idealmass) von der Erheblichen Adipositas (140 bis 200%) und der schweren Adipositas (> 200%). Die Pathogenese ist multifaktoriell: neben genetischen Anlagen und neurohormonalen Faktoren spielen auch Umwelteinflüsse eine Rolle, besonders eine kohlehydrat- und fettreiche Ernährung („Überernährung“) und eine verminderte körperliche Aktivität (insbesondere häufiges Fernsehen und Video- und Computerspielen). In Kombinationen beider Faktoren tritt ein Kalorien-Missverhältnis auf. Im Hintergrund sind auch kulturelle, psychische und sozioökonomische Faktoren sowie Stress von Bedeutung.

Die Adipositas und das Übergewicht sind in den vergangenen Jahren und Jahrzehnten weltweit massiv häufiger geworden. Frankreich beispielsweise verzeichnet zwischen 1980 und 1996 eine Zunahme von 197% bei Knaben und 131% bei Mädchen (zit. Dubuis 2002). Zimmermann (2000) schätzt die Häufigkeit unter den 6- bis 8-jährigen Kinder in der Schweiz auf rund 14% bis 27%. Die Häufigkeit dürfte in der Zwischenzeit weiter angestiegen sein. Demnach wären in unseren Kollektiven etwa 33 bis 47 Kinder zu erwarten, die adipös oder übergewichtig sind. Adipositas (Fettleibigkeit) und Übergewicht treten in den von uns erhobenen Kollektiven aber nur bei einem einzigen Kind auf. Dieses Ergebnis ist erstaunlich, denn auch der alltägliche Augenschein in Kindergärten und Schulen vermittelt ein anderes Bild als unsere Daten. Dazu kommt, dass über 20% der Eltern angeben, dass bei ihnen häufig („oft" und „immer") Süssigkeiten, Snacks und Süssgetränke konsumiert würden, was ebenfalls eine grössere Anzahl übergewichtiger Kinder erwarten liesse.

Über diese doch markante Diskrepanz zwischen Erwartungen und Ergebnissen können wir nur spekulieren. Da wir keine Daten zu Körpergrösse und Körpergewicht der Kinder erhoben haben, ist es uns nicht möglich, die Selbsteinschätzung von Übergewicht bzw. Adipositas durch die Eltern mittels eines objektiv ermittelten BMI zu verifizieren.

Diabetes („Zuckerkrankheit") konnten wir in den erhobenen Kollektiven nicht feststellen.

2.5.5 Weitere Erkrankungen

Im Fragebogen wurden die Eltern gefragt: *„Leidet Ihr Kind an einer der folgenden Infektionskrankheiten?"* Zur Auswahl standen: 1. Erkältungen (mit Husten und Schnupfen); 2. Angina; 3. Mittelohrentzündung. Als Antworten konnten die Eltern ankreuzen: nein, 1- bis 3-mal jährlich; mehr als 4-mal jährlich. Die Häufigkeiten der Antworten sind in folgender Tabelle dargestellt:

Infektionskrankheiten	RSS (%)			REG (%)			ALLE (%)		
	Erkältung	Angina	Otitis	Erkältung	Angina	Otitis	Erkältung	Angina	Otitis
nein	1.4	79.7	84.1	11.9	0.6	1.2	6.7	40.2	42.6
1-3mal jährlich	78.3	10.1	8.7	85.1	96.4	95.8	81.7	53.3	52.3
> 3 mal jährlich	14.5	0	0	0	0	0	7.2	0	0
keine Antwort	5.8	10.1	7.2	3.0	3.0	3.0	4.4	6.6	5.1
Summe der Kinder	100	100	100	100	100	100	100	100	100

Tab. 60: „Leidet Ihr Kind an einer der nebenstehenden Infektionskrankheiten?" Ergebnisse in Prozenten (N = 237 Kinder = 100%) – grau unterlegte Daten: Erläuterung siehe Text.

Die Häufigkeit infektiöser Erkrankungen kann Auskunft geben über die Krankheitsanfälligkeit eines Kindes. Wir sehen aus Tab. 60, dass Erkältungen mit Husten und Schnupfen unter den Kindern sehr verbreitet sind, und zwar bei 81.7% häufig (1 bis 3mal jährlich) und bei 7.2% sehr häufig (4mal jährlich und häufiger). Bei den Kindern der RSS treten Erkältungen häufig bis sehr häufig (78.3% bzw. 14.5%) auf, bei den Kindern der REG häufig (85.1%). Die RSS-Kinder sind also signifikant häufiger erkältet als die der REG ($p < 0.005$).

Angina ist eine meist bakterielle Entzündung des Gaumens und Rachens, in der Regel begleitet durch leichtes bis hohes Fieber. Da die Tonsillen (Mandeln) betroffen sind und anschwellen, entsteht als Leitsymptom eine Enge im Hals und das Gefühl der Beklemmung, begleitet von Halsschmerzen und Schluckbeschwerden. Angina tritt bei unseren Kindern zu 53.3% auf (1- bis 3-mal jährlich), etwas weniger (42.6%) Kinder sind beschwerdefrei. Im Vergleich RSS-REG sind die RSS-Kinder offenbar weniger von Angina befallen als die der REG (10.1% vs. 96.4%). Der Unterschied ist signifikant mit $p < 0.001$.

Otitis media (Mittelohrentzündung) ist eine bakterielle oder virale Entzündung der Schleimhäute des Mittelohrs, die eitrig und sehr schmerzhaft verlaufen kann. Sie ist besonders im frühen Kindesalter häufig und stellt angeblich den häufigsten Grund für Konsultationen des Arztes dar. Weiter wird die Otitis verbreitet mit Antibiotika behandelt, erst in jüngerer Zeit hat sich hier eine Zurückhaltung auch unter Schulmedizinern entwickelt, weil erkannt wurde, dass die Spontanheilung zwischen 69% und 100% liegt und eine virale Infektion von einer bakteriellen klinisch nicht zu unterscheiden ist. Deshalb müsse die Primärtherapie ohne Antibiotika-Einsatz erfolgen (Berger & Michel 2000). In unserem Kinderkollektiv tritt die Otitis bei mehr als der Hälfte der Kinder auf (52.3% ein- bis mehrmals pro Jahr). Markant ist wiederum der Unterschied zwischen RSS und REG: Das inverse Verhältnis unterscheidet sich signifikant mit $p < 0.001$. Ein Grund für diese sehr grossen Unterschiede könnte sein, dass REG-Eltern bei Ohrschmerzen häufiger den Arzt aufsuchen als RSS-Eltern, weil letztere die Ohrschmerzen eher selber durch Zwiebelwickel o.Ä. behandeln und deshalb eine ärztliche Diagnose „Mittelohrentzündung" auch entsprechend seltener ist. Eine Sichtung der Daten zeigt, dass in Bezug auf die Häufigkeit von Arztbesuchen in den vorangehenden 6 Monaten (nie, einmal, zweimal, mehr als zweimal) zwischen den REG- und RSS-Kindern keine signifikanten Unterschiede bestehen. Das bedeutet, dass RSS-Eltern mit ihrem Kind nicht prinzipiell seltener einen Arzt aufsuchen als REG-Eltern, was die Vermutung nahe legt, die Unterschiede in der Prävalenz von Otitis könnten tatsächlich eher symptomatisch begründet sein und weniger diagnostisch.

Die Erkältungen mit Husten und Schnupfen stellen von den drei abgefragten Erkrankungen diejenigen mit der grössten Bandbreite an Schweregraden dar: Es gibt nur leichte Ausprägungen mit etwas Schnupfen oder Husten bis hin zu starker Beeinträchtigung der Atmung und/oder des Schluckens, besonders bei Kindern oft begleitet durch leichtes Fieber. Erkältungen treten gehäuft in den kühlen und feuchten Jahreszeiten auf („Winter"). Häufig ist das Kind auch nicht richtig krank, sondern „nur etwas erkältet". In der Regel erfordern diese Erkrankungen nicht unbedingt einen Arztbesuch und können durch häusliche Massnahmen gelindert und behandelt werden (Umschläge, Einreiben, Tee). Über diesen Aspekt sagen unsere Erhebungen nichts aus, sondern nur über die Häufigkeit des rapportierten Auftretens. Die Kinder der RSS scheinen von Erkältungen häufiger betroffen zu sein als die der REG.

Spezifischer und in der symptomatischen Ausprägung meist schwerwiegender tritt die Angina auf. In der typischen Ausprägung erfordert eine Angina eher eine Bettruhe als „nur" eine Erkältung. Ebenso stellt die Otitis media eine mehr oder weniger starke Beeinträchtigung des Gesundheitszustandes und wegen der starken Schmerzen auch des Wohlbefindens dar. Von diesen zwei Erkrankungsformen sind die Kinder der REG eindeutig und hoch signifikant häufiger betroffen als die der RSS. Daraus lässt sich der Schluss ziehen, dass die Kinder der RSS häufiger „leicht krank" sind, die Kinder der REG dagegen häufiger mit ernsthafteren Erkrankungen konfrontiert werden.

2.5.6 Arztbesuche und vermutete Krankheitskosten

Um das Ausmass der vorhandenen Krankheiten auch unter wirtschaftlichen Kriterien in den Blick zu bekommen, haben wir die Eltern nach der Anzahl von ärztlichen Konsultationen in den letzten 6 Monaten gefragt und auch Angaben über die Krankheitsgründe erbeten. Zur Beantwortung standen die Kategorien nie, 1-mal, 2-mal, mehr als 2-mal zur Verfügung. Arztbesuche auf Grund von Unfällen oder zahnärztliche Behandlungen wurden für die Auswertung ausgeschlossen. Abb. 29 fasst die Antworten getrennt nach RSS und REG zusammen.

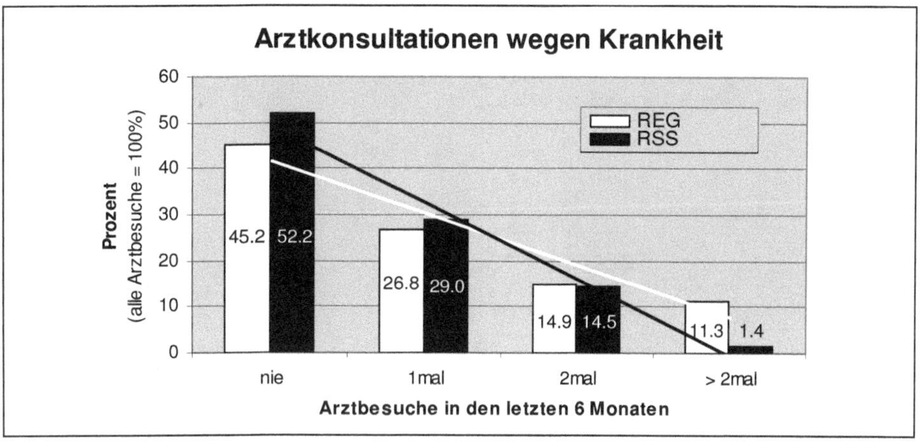

Abb. 29: Wie oft war Ihr Kind in den vergangenen 6 Monaten in ärztlicher Behandlung? Wenn ja: wegen ...

Die Ergebnisse zeigen, dass die Kinder der REG in den vergangenen 6 Monaten auffallend häufiger 2-mal und mehr zum Arzt gingen als RSS-Kinder. Der Unterschied ergibt einen Trend mit $p = 0.096$.

In Tab. 61 sind die Krankheitsgründe zusammengefasst, welche die Eltern für den Arztbesuch angegeben haben. Die Zusammenstellung macht sichtbar, dass infektiöse Erkrankungen (Grippe, Erkältungen mit Husten und Fieber, etc.) besonders im REG-Kollektiv mit Abstand zu den häufigsten Anlässen für das Aufsuchen eines Arztes gehören. Besonders häufig sind bei REG-Kindern Mittelohrentzündungen (30% aller Infekte). Im RSS-Kollektiv sind die Verhältnisse etwas ausgeglichener, am seltensten wird ein Arzt wegen Impfungen und wegen Verdauungsproblemen konsultiert.

Setzen wir die Anzahl Arztgänge ins Verhältnis zur Gesamtzahl der Kinder je Kohorte, ergibt sich im RSS-Kollektiv ein Durchschnitt von 0.62 Arztkonsultationen pro Kind, im REG-Kollektiv liegt der Durchschnitt bei 0.90. Dies bedeutet, dass die Kinder der RSS etwa 31% weniger ärztliche Behandlungen in Anspruch nehmen als die Kinder der REG.

Um den medikamentösen Aufwand abschätzen zu können, haben wir die Eltern gefragt, ob ihr Kind regelmässig Medikamente benötigt, und wenn ja, welche und für/gegen was. Da die Angaben der Eltern recht spärlich und häufig unvollständig ausfielen (Angaben zu Krankheit oder Medikament fehlen), ist nur eine sehr pauschale Übersicht möglich. In den Fragebogen finden sich folgende Angaben (Tab. 62).

Arztbesuche wegen ...	REG nGründe	REG %Gründe	RSS nGründe	RSS %Gründe
Allergie[1]	7	7.2	5	14.7
entwicklungsbedingte und psychische Gründe[2]	8	8.2	8	23.5
Impfung[3]	8	8.2	1	2.9
Infekte[4]	40	41.2	8	23.5
Kinderkrankheiten[5]	3	3.1	5	14.7
Verdauung[6]	7	7.2	1	2.9
andere[7]	8	8.2	5	14.7
keine Angabe von Gründen	16	16.5	1	2.9
Summe Diagnosen	97	100	34	100
N Kinder (je Kohorte)	168		69	
N Konsultationen (je Kohorte)	152		43	
Mittlere Anzahl Arztkonsultationen pro Kind	0.90		0.62	

Tab. 62: Zusammenfassung der Krankheitsgründe. In den einzelnen Kategorien wurden angegeben:

1 Heuschnupfen, Neurodermitis, Ekzeme, Asthma

2 Abklärung wegen Heileurythmie, ADS-Verdacht, Schlafstörungen, Bettnässen, Kopfweh, Müdigkeit und Appetitlosigkeit, Konzentrationsschwierigkeiten, allgem. Entwicklungskontrolle

3 Zecken (2), übrige nicht spezifiziert

4 Angina, Erkältung mit Husten, Bronchitis, Grippe, Lungenentzündung (1), Mittelohrentzündung (REG:12; RSS:0)

5 Pertussis, Röteln, Scharlach, Windpocken

6 Verstopfung, Magen-Darm-Grippe, Verdauungsbeschwerden.

7 Zöliakie, Cystische Fibrose, Phimose (2), Ausfluss, Leistenbruch, Probleme mit Bauchnabel, Warzen (4), Tonsillen (2).

Medikation	RSS (n = 12 antwortende Eltern)	REG (n = 13 antwortende Eltern)
allopathische Medikamente	Cortison (1x gegen Asthma)	gegen Asthma (6x), Neurodermitis (2x), Verstopfung, Konzentrationsstörungen und ADS (3x): Ventolin (3x), Axotide, Lomudal, Cromosol, Seretide, Ephynal, Ritalin (2x), Duphalac,
anthroposophische/ homöopathische Medikamente	Nennungen wie: Siderit, Barium comp., Magnesium phos., Ignatia, Ferrum phos., Eigenbluttherapie (Allergie); Misteltherapie (gegen Krebs); vielfache Nennung (6x): „anthrop./ homöopath. Konstitutionsmittel“	homöopathische Mittel (3x gegen Asthma, 1x gegen ADS)

Tab. 63: Zusammenstellung der von den Kindern eingenommenen Medikamente.

Gemäss Angaben der Eltern werden die meisten RSS-Kinder mit komplementärmedizinischen Medikamenten behandelt, nur in einem Fall wird Cortison zur Behandlung von Asthma genannt. Praktisch alle erwähnten Krankheiten sind *chronischer* Natur. Bei den REG-Kindern kommen mehrheitlich allopathische Medikamente zur Anwendung, homöopathische Mittel werden in 4 Fällen genannt. Dieses Bild stimmt qualitativ mit dem Antibiotika- und Antipyretikaeinsatz (Abb. 19 und Abb. 20) sowie mit der Impfpraxis (Abb. 15) überein. Es deckt sich auch weitgehend mit der Bevorzugung von komplementärmedizinischen bzw. schulmedizinischen Behandlungsmethoden in den beiden Kollektiven RSS und REG (Abb. 14a und 14b). Wir dürfen deshalb annehmen, dass die Eltern mit ihrem Kind nicht nur bei chronischen Leiden, sondern auch bei Akuterkrankungen, wie sie in Tab. 62 aufgeführt sind, die medizinische Behandlungsmethode ihrer Wahl bevorzugen.

Im Rahmen des nationalen Programms Evaluation Komplementärmedizin PEK wurde eine vergleichende Kostenanalyse zur Komplementärmedizin und zur konventionellen Medizin („Schulmedizin") erstellt (Busato et al. 2006). Diese zeigte, dass der ärztliche Zeitaufwand pro Konsultation in der Komplementärmedizin höher lag, dass die daraus resultierenden höheren Kosten aber durch tiefere Medikamentenkosten wieder wettgemacht werden. Da in unserer Erhebung die durchschnittliche Konsultationshäufigkeit pro RSS-Kind tiefer liegt als pro REG-Kind, kann mit Bezug auf die Studie von Busato et al. geschlossen werden, dass die vom RSS-Kollektiv verursachten Gesamtkosten ebenfalls tiefer liegen als beim REG-Kollektiv.

Der Health-Technology-Bericht zur anthroposophischen Medizin, der für das PEK vorgelegt wurde und in welchem die Wirksamkeit, der Nutzen, die Wirtschaftlichkeit und die Sicherheit dieser Behandlungsmethode diskutiert und bewertet wurden (Kienle et al. 2006), kommt zu einem ähnlichen Schluss wie die Studie von Busato et al. und verweist auf eine günstige Kostenstruktur der anthroposophischen Medizin, nicht zuletzt aufgrund einer Kostenersparnis durch weniger Medikamentenkosten (bei langjährig kranken Patienten auch durch weniger Facharztüberweisungen und weniger Krankenhaustage).

Unsere Daten sind wegen des Fehlens zahlreicher Kostenfaktoren nicht geeignet, die tatsächlich verursachten Krankheitskosten zu beziffern. Trotzdem stützen unsere Daten die vorsichtige Vermutung, dass die RSS-Kinder im Vergleich zu den REG-Kindern durchschnittlich geringere Krankheitskosten verursachen (abgesehen von jenen wenigen RSS-Kindern mit schweren Erkrankungen wie zum Beispiel Krebs).

2.5.7 Zwischenergebnisse und Diskussion

Grundsätzlich lässt sich festhalten, dass die Kinder im von uns erfassten Kollektiv mehrheitlich über einen guten Gesundheitszustand verfügen. Die Häufigkeiten von Beschwerden liegen mit Ausnahme der Adipositas und des Übergewichts im Grössenbereich der Erwartungen. Da die meisten der bereits durchgeführten Untersuchungen zum Gesundheitszustand der Kinder mit eigenen Instrumenten arbeiten, ist eine quantitative Vergleichbarkeit unserer Ergebnisse mit Sekundärdaten kaum möglich. Es ist deshalb für eine Interpretation der Ergebnisse sinnvoll, auch nach qualitativen Gesichtspunkten vorzugehen. Einen Haltepunkt dafür gibt der Vergleich der beiden Teilkollektive RSS und REG ab.

Bei den meisten in diesem Kapitel untersuchten Aspekten zu den Krankheiten oder Beschwerden der Kinder gibt es signifikante Unterschiede der Kinder aus den RSS und den REG. Dabei sind die Kinder der RSS im Mittel weniger durch psychosomatische Beschwerden belastet und weisen insbesondere auch seltener Nervosität und Konzentrationsschwierigkeiten auf als ihre Altersgenossen in den REG. Bei den Kinderkrankheiten haben wir gefunden, dass die Kinder der RSS häufiger Masern, Mumps und Röteln sowie Pertussis (Keuchhusten) durchgemacht haben, was mit der geringeren Impfrate zusammenhängen dürfte. Auch zeigen die RSS-Kinder generell häufiger Fieber über 39° C. Weiter scheinen diese Kinder eine signifikant geringere Neigung zu haben, Allergien zu entwickeln. Wie wir durch Vergleiche finden konnten, ist die geringere Atopieprävalenz mit der längeren Dauer des Stillens, mit der restriktiven Anwendung von Antibiotika und Antipyretika sowie mit einer Bevorzugung biologisch erzeugter Nahrungsmittel assoziiert. Auch das Halten von Haustieren (Hund, Katze etc.) scheint eine Rolle zu spielen, auch wenn wir hier keine Eindeutigkeit, sondern nur eine Tendenz gefunden haben. Bezüglich der Infektionsanfälligkeit durch eine Angina oder eine Mittelohrenentzündung zeigen die Kinder der RSS ebenfalls eine geringere Häufigkeit, wohingegen Erkältungen mit Husten und Schnupfen häufiger vorkommen als bei den Kindern der REG.

Besonders die Atopien lassen die Vermutung zu, dass die unterschiedlichen Prävalenzen im Vergleich RSS-REG mit dem Lebensstil in der Familie zusammenhängen dürften. So können insbesondere die Wahl der medizinischen Behandlungsmethoden und das damit implizit vorhandene Verständnis von Krankheit und Gesundheit letztlich den Umgang mit fiebrigen Erkrankungen (einschliesslich Kinderkrankheiten) sowie den Einsatz von Antibiotika und Antipyretika bestimmen. Das Gleiche lässt sich auch vom Stillen und von der Ernährung mit biologisch erzeugten Produkten sagen: Auch sie können als die praktische Folge eines bestimmten Lebensstils aufgefasst werden. Diese Schlussfolgerung hat insofern eine gewisse Plausibilität, als dass wir bereits im ersten Kapitel unserer Untersuchungen nachgewiesen haben, dass sich die ökonomischen, sozialen und bildungsmässigen Voraussetzungen in den Familien der Kinder sehr ähnlich sind, dass sich die Kollektive RSS und REG jedoch wesentlich und sehr deutlich in den weltanschaulichen Momenten unterscheiden. Die gesundheitlichen Unterschiede in den zwei Teilkollektiven dürften deshalb als eine Folge unterschiedlicher Lebenseinstellungen und der diesen zugrunde liegenden weltanschaulichen Überzeugungen interpretiert werden.

2.6 Spirituelle Lebenseinstellung, psychosomatische Beschwerden und Allergien

2.6.1 Spirituelle Lebenseinstellung und Allergien

Zahlreiche Studien lassen einen Zusammenhang von Gesundheit und Lebensstil vermuten. Die PARSIFAL-Studie geht sogar davon aus, dass die anthroposophische Lebenseinstellung der Eltern eine gesundheitsfördernde Wirkung auf ihre Kinder hat (Zusammenfassung dieses Aspekts bei Neumeister 2006). Deshalb haben wir unsere Daten auch auf den Zusammenhang von weltanschaulicher Lebensorientierung der Eltern und spezifischen Krankheiten ihrer Kinder befragt.

Die RSS-Eltern wurden im Fragebogen gefragt:

- *Haben Sie eine anthroposophische Lebenseinstellung? und:*
- *Orientieren Sie sich anderweitig an esoterischen, spirituellen oder religiösen Weltanschauungen?*

Die REG-Eltern wurden gefragt:

- *Orientieren Sie sich persönlich an religiösen, spirituellen oder esoterischen Weltanschauungen?*

Die Ergebnisse sind bereits in Tab. 21 dargestellt. Kreuzen wir die Antworten aller Eltern mit den Allergie-Prävalenzen ihrer Kinder (mindestens 1 Allergie), dann ergibt sich:

Die Eltern (RSS+REG) haben …		Kinder mit Allergien (mindestens 1 Allergie, n = 81)	Kinder ohne Allergien (n = 143)
eine anthroposophische und/oder eine esoterische, spirituelle oder religiöse Lebenseinstellung	ausgeprägt ja + eher ja	27	76
	nein + eher nein	54	67

Tab. 64: Assoziation der Allergie-Prävalenz (mind. 1 Allergie) und der Lebensanschauung ihrer Eltern (N = 224).

Die statistischen Werte sind: p = 0.004; OR = 2.27 (1.23–4.16); RR = 1.41 (1.1–1.78).

Damit zeigt sich, dass die Allergie-Prävalenz bei Kindern, deren Eltern angeben, eine spirituelle Lebenseinstellung zu haben, signifikant geringer ist als bei Kindern, deren Eltern die Frage verneinen.

2.6.2 Spirituelle Lebenseinstellung und psychosomatische Beschwerden

Die gleiche Frage wie oben stellt sich auch bezüglich eines Zusammenhangs von spiritueller Lebenseinstellung und psychosomatischen Beschwerden der Kinder. Die Ergebnisse aus den Befragungen zeigen Tab. 57 und 58. Kreuzen wir die Kinder mit häufigen (mindestens eine tägliche, wöchentliche, fast wöchentliche Beschwerde) mit der spirituellen Lebenseinstellung der Eltern, dann ergibt sich ein Zusammenhang wie in Tab. 65 dargestellt:

Die Eltern (RSS+REG) haben …		Kinder mit psychosomatischen Beschwerden (n = 186)	Kinder ohne psychosomatische Beschwerden (n = 40)
eine anthroposophische und/oder eine esoterische, spirituelle oder religiöse Lebenseinstellung	ausgeprägt ja + eher ja	74	25
	nein + eher nein	112	15

Tab. 65: Assoziation der psychosomatischen Beschwerden und der Lebensanschauung ihrer Eltern (N = 226).

Die statistischen Werte sind: p = 0.009; OR = 2.52 (CI: 1.183–5.417); RR = 2.13 (CI: 1.148–4.061).

Die Ergebnisse zeigen, dass zwischen einer spirituellen Lebenseinstellung der Eltern und den psychosomatischen Beschwerden ihrer Kinder ein signifikanter inverser Zusammenhang besteht.

Die Frage, was eine anthroposophische, esoterische, spirituelle oder religiöse Lebenseinstellung konkret beinhaltet, lässt sich aus den Fragen im Fragebogen nicht beantworten. Den Eltern wurde nur die Frage nach einem praktizierten Abendritual mit den Kindern gestellt, die einen gewissen Rückschluss erlaubt. Die Frage an die Eltern lautete:

- Pflegen Sie mit Ihrem Kind ein Abendritual, in welchem gesungen und/ oder gebetet wird?

Die Ergebnisse sind im Bericht in Tab. 24 dargestellt. Der Zusammenhang mit einer spirituellen etc. Lebenseinstellung zeigt Tab. 66:

Die Eltern (RSS+REG) haben …		Kinder mit Abendritual	Kinder ohne Abendritual
eine anthroposophische und/oder eine esoterische, spirituelle oder religiöse Lebenseinstellung	ausgeprägt ja + eher ja	85	16
	nein + eher nein	66	54

Tab. 66: Assoziation von Lebenseinstellung und Abendritualen (N = 221).

Statistische Werte: p = 0.0001; OR = 0.23 (CI: 0.114-0.457); RR = 0.352 (CI: 0.205-0.581).

Die Ergebnisse zeigen, dass eine spirituelle Lebenseinstellung bei den allermeisten Eltern (84 %) auch ein Abendritual mit den Kindern beinhaltet. Das Umgekehrte gilt jedoch nicht: Eltern, die angeben, keine spirituelle Lebenseinstellung zu haben, pflegen gut zur Hälfte (55 %) trotzdem ein Abendritual. Wir können diese Ergebnisse als Indiz dafür deuten, dass die bekundete spirituelle Lebenseinstellung für die grosse Mehrzahl der Eltern nicht nur ein „verbales Bekenntnis“ darstellt, sondern tatsächlich in die Alltagsgestaltung einfliesst.

2.6.3 Diskussion

Ein Zusammenhang zwischen einer religiösen Überzeugung oder spirituellen Weltanschauung und der Immunreaktion des Organismus ergibt sich auch aus der Resilienzforschung und der Psychoneuroimmunologie. Ein Grundvertrauen in die Bedeutung des eigenen Lebens und der Glaube,

„dass sich trotz Not und Schmerz die Dinge am Ende zum Guten wenden“, scheinen für Kinder v.a. im familiären Leben ein wichtiger Schutzfaktor zu sein (Werner in: Opp et al. 1999: 29). Weiter:

> Diese Überzeugung spielte eine grosse Rolle im Leben der japanischen, hawaiianischen und philippinischen Kinder in Kauai, ganz gleich ob sie Buddhisten, Mormonen, Katholiken oder Protestanten waren. Auch als sie erwachsen waren, war ein solcher Glaube immer noch ein wichtiger Schutzfaktor in ihrem Leben [...]. Andere Forscher haben eine starke religiöse Überzeugung in afroamerikanischen Jugendlichen gefunden, die erfolgreich Armut und rassistische Vorurteile überwunden haben. (ebda)

Eine im Rahmen des Nationalen Forschungsprogramms NFP 52 „Kindheit, Jugend und Generationenbeziehungen im gesellschaftlichen Wandel“ durchgeführte Untersuchung zur Bedeutung von Ritualen in der Familie kommt zu ähnlichen Ergebnissen: Rituale und Religiosität wirken sich positiv auf das Wohlbefinden der Familienmitglieder und die Partnerschaftszufriedenheit der Eltern aus. Rituale machen Sinn und schaffen Ordnung und vermitteln den Kindern Geborgenheit, Halt und Orientierung. Zudem sind besonders Abendrituale ein Ort der Konfliktbereinigung und Versöhnung. Rituale und praktizierte Religiosität stehen in einem Zusammenhang mit der Nähe zu ähnlich gesinnten Gemeinschaften (z.B. Zugehörigkeit zu einer Kirche). Andere Umstände wie soziale Schichtzugehörigkeit, Bildungsstand, Beruf und Einkommen der Eltern oder der Wohnort beeinflussen den Lebensstil der Familien nur wenig (Morgenthaler 2007).

Die Studien von Werner machen deutlich, dass nicht primär die religiösen Bekenntnisse entscheidend sind, sondern das Grundvertrauen, welches die verschiedenen Konfessionen ermöglichen: dass nämlich das eigene Leben in übergeordnete Zusammenhänge eingebettet ist und von da seine Bedeutung und seinen Sinn erhält. Rituale (z.B. Abendrituale), Erzählen von Märchen, Jahreszeitenfeste, Teilnahme an Gottesdiensten etc. können dieses Grundvertrauen immer wieder stärken. Was Bruno Bettelheim zur Bedeutung der Märchen für das Kind gesagt hat (Bettelheim 1980), dürfte allgemein für alle hier beispielhaft genannten kulturellen Familienaktivitäten gelten: Sie tragen dazu bei, das Leben von innen her zu erkennen, einen gesundenden Optimismus zu fördern, das Realitätsprinzip gegenüber dem blossen Lustprinzip zu stärken, die so genannte „Wirklichkeit“ durch die Sinnfrage zu transzendieren und damit den Aufbau einer vertrauensbasierten Persönlichkeitsstruktur zu stärken. Letztere dürfte entscheidend sein im

Umgang mit den vielen Problemen, die das Leben immer mit sich bringt. Insbesondere dürfte die Einstellung gegenüber Krankheiten auch die Gesundheit beeinflussen, da bekannt ist, dass die Angst vor Krankheiten und das ständige Gefühl, allen denkbaren Erkrankungen möglichst effizient vorbeugen zu müssen, die Gesundheit schwächt und damit einer Erkrankung geradezu Vorschub leistet. Fehlt ein Grundvertrauen in den Sinn von Krankheiten als Chance zu einer stärkenden Gesundung, kann dies das so genannte „Open-Windows-Phänomen" begünstigen: Auftretende Beschwerden werden zu körperlichen und psychischen Belastungen bzw. zu Stresssituationen, die ihrerseits die Dynamik des Immunsystems beeinflussen und damit das körperliche und psychosomatische Erkrankungsrisiko wiederum erhöhen.

Die mentale Einstellung zu Krankheiten scheint nach vielen Studien aber nicht die einzige Wirkgrösse zu sein, da losgelöst von der weltanschaulichen Orientierung auch ein Zusammenhang beispielsweise von Allergien und dem Einsatz von Antibiotika und fiebersenkenden Mitteln oder der Impfpraxis festgestellt werden kann. Vor dem Hintergrund einer salutogenen Lebenseinstellung könnte dies bedeuten, dass eine zurückhaltende Anwendung von „harten" Massnahmen durch ein Vertrauen in die Selbstheilungskräfte motiviert sein könnte und durch den Einsatz von „sanften" Mitteln diese Selbstheilungskräfte gefördert werden.

3. Diskussion und Schlussfolgerungen

3.1 Studiendesign, Methode und Stichprobenumfang

Zielsetzung dieser Untersuchung war, den Gesundheitszustand vier- bis achtjähriger Kinder vor dem Hintergrund des familiären Lebensstils retrospektiv zu erheben. Dazu wurden die Eltern von Kindern aus Kindergärten und 1. und 2. Klassen mittels Fragebogen zu einer Reihe von gesundheitlich relevanten Aspekten befragt. Mitgemacht haben die Eltern von insgesamt 8 staatlichen Schulen bzw. Schulgemeinden in der Region Bern (REG) sowie von zwei Rudolf Steiner Schulen (RSS) im gleichen Raum. Die Rudolf Steiner Schulen wurden in die Studie aufgenommen, weil wir davon ausgegangen sind, dass sich die Grundüberzeugungen der Eltern und die Wahl dieses pädagogischen Konzepts gesundheitlich auswirken könnten. Für diese Annahme sprechen zahlreiche Studien, die den Zusammenhang von Lebensstil und Gesundheit zum Gegenstand haben.

An der Studie haben 198 Familien mit 237 Kindern teilgenommen. Das durchschnittliche Alter der Kinder liegt bei 7.1 Jahren; das jüngste Kind war zum Zeitpunkt der Erhebung 4.1 Jahre alt, das älteste 9.3 Jahre.

Neben der Freiwilligkeit war für eine Teilnahme ein ausreichendes Verständnis der deutschen Sprache erforderlich, was dazu führte, dass besonders in den staatlichen Schulen mit einem relativ hohen Ausländeranteil viele Eltern und deren Kinder ausschieden bzw. sich nicht für eine Teilnahme entscheiden konnten. Dies hat zu teilweise recht unterschiedlichen Rücklaufquoten und dadurch mit Sicherheit auch zu einer sozialen und ökonomischen Selektion der Stichproben geführt (zwischen 10.6 % und 52.1 %). Die grosse Streuung in den Rücklaufquoten kann mindestens zu einem guten Teil mit dem jeweiligen Anteil fremdsprachiger Eltern erklärt werden.

Gemäss Schulstatistik des Kantons Bern für das Erhebungsjahr 2006 (Böni & Salm 2008) weist die Schülerschaft (Kindergarten bis Sekundarstufe I) in den einzelnen Gemeinden folgenden Anteil nicht-schweizerischer bzw. fremdsprachiger Kinder auf: Bolligen: 7.2 bzw. 5,7%; Ittigen: 30.0 bzw. 37,5%; Ostermundigen: 32.1 bzw. 49,4% (der Schulkreis Spiegel fehlt deshalb, weil er zur Gemeinde Köniz gehört und für die Gesamtgemeinde nicht repräsentativ sein dürfte). Die relativ grosse Streuung in den Rücklaufquoten besonders in den REG kann deshalb als eine sprachbedingte Selektion der antwortenden Eltern interpretiert werden. Demgegenüber aber zeigt das erfasste Kollektiv unserer Studie, dass die Anteile fremdsprachiger bzw. nicht-schweizerischer Familien durchaus auf einem vergleichbaren Niveau liegen wie die kantonalen Werte: 16.3% fremdsprachige Kinder bzw. 14.8% mit nicht-schweizerischer Herkunft. Dies bedeutet, dass die sprachbedingte Selektion bei der Teilnahme an der Studie einerseits das Bild an den einzelnen Schulen verzerrt wiedergibt, andererseits aber durchaus gesamtkantonale Verhältnisse abbildet.

Bei den Schlussfolgerungen sind diese Aspekte deshalb zu berücksichtigen: Die Ergebnisse stehen weder für die einzelnen Schulen noch für die Elternschaft dieser Schulen, sondern für die Familien der tatsächlich erhobenen Kinder.

Obwohl den Eltern gegenüber das Interesse der Studie am familiären Lebensstil nicht offen gelegt wurde, sind im Fragebogen doch viele Fragen recht persönlicher Natur. Da die Wirklichkeit öfters von den Idealvorstellungen abweicht, ist zu erwarten, dass die Antworten der Eltern durch eine gewisse persönlich oder sozial motivierte Erwünschtheit beeinflusst werden und deshalb die realen Verhältnisse nur verzerrt abbilden. Da jedoch das Gesamtkollektiv bezüglich Bildungsstand, Berufsausübung und sozio-ökonomischer Verhältisse relativ homogen ist und zudem der beabsichtigte Vergleich der zwei Teilkollektive den Eltern nicht bekannt war, dürfen wir davon ausgehen, dass sich ein systematischer Fehler durch soziale Erwünschtheit nicht entscheidend auf die Ergebnisse auswirkt.

Ein Nachteil retrospektiver Erhebungen ist, dass die Antworten mit Erinnerungslücken bei den Befragten behaftet sein können, insbesondere wenn es um weiter zurückliegende Ereignisse wie Arztbesuche, durchgemachte Krankheiten, Medikation, die Dauer des Stillens u. Ä. geht. Da jedoch die Heterogenität der befragten Eltern bezüglich ihrer Bildung und Berufstätigkeit relativ gering ist, dürfen wir davon ausgehen, dass ein Vergleich der zwei Teilkollektive keine wesentlichen Verzerrungen aufweist. Absolute Ergebnisse wären nur durch eine prospektive Studie zu gewinnen.

3.2 Soziale und ökonomische Voraussetzungen, Bildungsstand

Unter sozialen und ökonomischen Gesichtspunkten kann das von uns erhobene Elternkollektiv als dem Mittelstand zugehörig aufgefasst werden. Eltern der Unterschicht bzw. Oberschicht sind in der eindeutigen Minderheit. Bildungsmässig ergibt sich eine relativ eindeutige Zugehörigkeit zum Bildungsbürgertum, das sich durch einen verhältnismässig grossen Anteil höher gebildeter Menschen und durch eine gewisse Orientierung am Kulturleben der Gesellschaft charakterisieren lässt. Sozialer Aufstieg und materielle Existenzsicherung gehören deshalb weniger ausgeprägt zu den Bildungsaspirationen dieser Schicht, da sie als schon weitgehend erreicht angenommen werden können. Dagegen wird der Bildung im Sinne von Persönlichkeitsbildung und beruflicher Qualifikation ein höherer Wert beigemessen.

Die von uns erhobenen Teilkollektive der RSS und REG sind sich sozial und ökonomisch sehr ähnlich. Gemäss Selbsteinschätzung scheinen die Familien der RSS aber hinsichtlich ihrer ökonomischen Situation bzw. im materiellem Lebensstandard etwas schlechter gestellt zu sein als das Familienkollektiv der REG. Weiter gibt mehr als die Hälfte der RSS-Eltern an, zusätzlich arbeiten zu müssen, um ihren Kindern den Besuch dieser Schule ermöglichen zu können. Die verbreitete Meinung, die Kinder der RSS stammten hauptsächlich aus ökonomisch privilegierten Familien, kann durch unsere Erhebung nicht bestätigt werden.

Der Bildungsstand beider Elternkollektive ist in Bezug zur Gesamtbevölkerung relativ hoch, auf dem Niveau der Sekundarstufe II in den RSS deutlich höher als in den REG (Tab. 13). Trotz höherem Bildungsstand geht es den RSS-Eltern aber offensichtlich ökonomisch nicht besser als den REG-Eltern. Da aber die erhobenen Kollektive keine geschlossenen Gruppen darstellen und anzunehmen ist, dass ihre Mitglieder ähnlich ins allgemeine Wirtschaftsleben eingebunden sind, ist es unwahrscheinlich, dass sich hinter der Differenz von Bildungsstand und ökonomischen Verhältnissen unterschiedliche materielle Ansprüche verbergen, so dass die Selbsteinschätzung erheblich verzerrt würde. Es fällt aber auf, dass die Zahl von Einfachverdienern unter den RSS-Eltern wesentlich unter derjenigen der REG-Eltern, diejenige der Doppelverdiener in Teilzeitarbeit aber ebenso deutlich darüber liegt (Tab. 16). Ebenso geben mehr RSS- als REG-Eltern an, dass Vater und Mutter gleichermassen an der Kinderbetreuung beteiligt sind (Tab. 15). Dies lässt die Vermutung zu, dass die ökonomischen Verhältnisse in den beiden Teilkollektiven durch unterschiedliche soziale Lebensformen und die ihnen zugrunde liegenden Werthaltungen beeinflusst sind. Man kann daraus den Schluss ziehen, dass die meisten RSS-Eltern die RSS nicht aus einem ökonomischen Überfluss, sondern aus weltanschaulichen Gründen (s.u.) gewählt haben und dafür eine entsprechende Einbusse im Lebensstandard in Kauf nehmen.

3.3 Lebensstil

Werthaltungen und ihr Einfluss auf Organisation, Ausrichtung und Gestaltung des Alltags äussern sich im Lebensstil. Deshalb ist ein weiterer Aspekt unserer Studie der Frage nach dem Lebensstil der Familien bzw. dem familiären Milieu der Kinder gewidmet.

Die Bedeutung des Lebensstils für die Gesundheitsförderung ist seit einigen Jahren in Diskussion, beispielsweise im Zusammenhang mit der Rehabilitation nach kardiovaskulären Erkrankungen oder im Kontext von Adipositas, Ernährung und Bewegungsverhalten (Janssen et al. 2001). Es hat sich durch unzählige Studien immer deutlicher gezeigt, dass viele der aktuellen gesundheitlichen Probleme zivilisatorisch bedingt sind und in Zusammenhang mit den gesellschaftlichen Veränderungen besonders der Industrieländer gesehen werden müssen. Vor diesem Hintergrund ist auch die teilweise massive Zunahme der Atopieprävalenzen zu sehen, was zum Gegenstand einer ganzen Reihe gross angelegter Studien geworden ist (ISAAC, KOALA, ALEX, SCARPOL, PARSIFAL u.a.).

Besonders die PARSIFAL-Studie, die in 5 Ländern an insgesamt 14.893 Kindern im Alter von 5 bis 13 Jahren durchgeführt wurde, hatte den Zusammenhang von allergischen Erkrankungen mit dem so genannten anthroposophischen Lebensstil zum Gegenstand (Alfvén et al. 2006). Bereits Alm et al. (1999) hatten in Schweden festgestellt, dass Kinder aus Rudolf Steiner Schulen signifikant weniger unter Allergien leiden als Kontrollkinder aus konventionellen Schulen. Die PARSIFAL-Studie hatte zum Ziel, diese Ergebnisse zu überprüfen und die Erkenntnisse zur Bedeutung des

Lebensstiles zu vertiefen. Wie Alm et al. hat auch die PARSIFAL-Studie das Augenmerk hauptsächlich auf folgende Aspekte des Lebensstils konzentriert: Ernährung, Dauer des ausschliesslichen Stillens, Einsatz von Antibiotika und Antipyretika, Impfpraxis (v.a. Impfschema und MMR-Impfung) und durchgemachte Masern. Die PARSIFAL-Studie hat zeigen können, dass RSS-Kinder, die vor einem anthroposophischen Hintergrund aufwachsen, tatsächlich ein signifikant geringeres Allergierisiko aufweisen als die RSS-Kinder ohne diesen Hintergrund (Daten erstmals veröffentlicht in Neumeister 2006). Der Grund hierfür wird besonders in der Ernährung mit fermentiertem Gemüse und Rohmilch, einer Dauer des ausschliesslichen Stillens von mindestens 4 Monaten und einem sehr zurückhaltenden Einsatz von Antibiotika und Antipyretika gesehen. Bezüglich Impfpraxis und durchgemachter Masern sind die Resultate nicht eindeutig.

Der Lebensstiltyp, der ungefähr demjenigen des von uns umschriebenen Elternkollektivs an RSS entspricht, wird etwa als LOHAS bezeichnet. LOHAS ist das Akronym für *„Lifestyle of Health and Sustainability"* und markiert einen Lebensstil- bzw. Konsumententyp, der sich an Gesundheit und ökologischer Nachhaltigkeit orientiert. LOHAS gilt gleichsam als Fortführung der sozialen und grünen Ökobewegung der letzten Jahrzehnte des 20. Jahrhunderts – mit dem wesentlichen Unterschied, dass dieser Lebensstil heute keine subkulturelle Alternativerscheinung mehr darstellt, gesellschaftlich salonfähig geworden ist, als wichtiges Marktsegment zahlreicher Branchen entdeckt wurde und entsprechend auch umworben wird.[1] Auch wenn typisierende Zuordnungen immer problematisch sind, kann man das RSS-Elternkollektiv als dieser Gruppierung nahe stehend ansehen. Gegen eine generelle Akzeptanz spricht allerdings, dass knapp die Hälfte der RSS-Eltern offenbar nach wie vor der Meinung ist, für die Wahl einer RSS brauche es Zivilcourage (Tab. 32). Viele Eltern nehmen es in Kauf, nicht zum Mainstream zu gehören, unter gelegentlichem bis häufigem Rechtfertigungsdruck zu stehen (Tab. 33) oder sogar soziale Nachteile erfahren zu müssen (Tab. 34). Der Andersartigkeit können sich offenbar viele Eltern nur aussetzen, weil sie durch die Schule selber eine persönliche Bereicherung erfahren (Tab. 35). Mehr als drei Viertel sind sogar der Überzeugung, dass die RSS eine gesellschaftliche Notwendigkeit darstelle (Tab. 30).

In einer kürzlich erschienenen Absolventenstudie an ehemaligen RS-Schülern wurde festgestellt, dass diese politisch zum grössten Teil rot-grün-

1 Siehe z. B. unter: <www.lohas.de>.

orientiert sind und auch mit den entsprechenden Parteien sympathisieren (Randoll & Barz 2007). Entsprechende Fragen haben wir in unserer Erhebung nicht gestellt, doch dürfen wir auf Grund der Interessenorientierung der RSS-Eltern annehmen, dass hier ähnliche Ergebnisse zu erwarten wären.

In den Diskussionen um die gesundheitliche Bedeutung des Lebensstils hat die weltanschauliche Orientierung bisher kaum eine Rolle gespielt. Selbst die Untersuchungen von Alm et al. oder die PARSIFAL-Studie, die explizit auf den anthroposophischen Lebensstil fokussierten, berücksichtigten nur einzelne punktuelle Ausprägungen (Impfpraxis, Antibiotika- und Antipyretikaeinsatz etc.). Gemäss der Salutogenese sensu Antonovsky (1997), die mit vielen komplementärmedizinischen Richtungen kohärent ist und in vielen Bereichen der Gesundheitsförderung und Prävention zum grundlegenden Konzept gehört (Bengel et al. 1998), liegt eine Philosophie zugrunde, welche das Verhältnis von Krankheit und Gesundheit nicht als gegensätzlich, sondern als polares Kontinuum auffasst und in jeder Erkrankung die Chance sieht, prozessual zu einer neuen Gesundheit zu kommen. Deshalb wird hier nicht in erster Linie versucht, Krankheiten zu eliminieren und zu bekämpfen, sondern sie zu überwinden und an der Krankheit die Gesundheit zu fördern (Marti 2006). In dieser Sichtweise hat eine Erkrankung für die Biografie eines Menschen durchaus eine positive Bedeutung. Man kann eine Philosophie, die Sinn- und Wertfragen des Daseins, der Welt und der Menschen und besonders der eigenen Existenz und Selbstverwirklichung im Leben thematisiert und Einzelereignisse (z.B. eine Erkrankung) im Kontext eines übergeordneten Ganzen versteht, eine *spirituelle* Philosophie nennen.

Die Grundeinstellung zum Leben scheint ganz prinzipiell entscheidend zu sein für die Einstellung zu Gesundheit und Krankheit und die Art und Weise, wie damit im Alltag umgegangen wird. So ist zu erwarten, dass auch die Wahl von medizinischen Behandlungsmethoden, die Art der Ernährung oder das Verfolgen bestimmter pädagogischer Anliegen weitgehend weltanschaulich motiviert sind. Dazu gehört auch die Kulturorientierung, der wir die nächsten Abschnitte widmen:

Mit der Frage nach der Bedeutung der so genannten Kultur (Musik, Literatur, Theater etc.) für das persönliche Leben sind wir einerseits von der Teilnahme an einer Kultur ausgegangen, die sich hauptsächlich im öffentlichen Raum manifestiert: in Form von Besuchen von Theateraufführungen, Konzerten, Museen, dem Lesen literarischer Werke usw. Andererseits haben wir auch nach Manifestationen von praktizierter Alltagskultur gefragt:

nach dem Gesprächeführen in der Familie (besonders mit dem Kind), dem Geschichtenerzählen und dem Musizieren in der Familie. Zwar ist das Spielen eines Musikinstrumentes ein sehr spezifischer Faktor und muss nicht repräsentativ sein für aktiv praktizierte Familienkultur. In Zusammenhang mit der materiellen Ausstattung (Lebensstandard) haben wir die Eltern nach der ungefähren Anzahl Bücher gefragt, die sie für nicht-berufliche Zwecke besitzen (Daten hier nicht dargestellt). Das Ergebnis ist ein ähnliches wie beim Musizieren: Die RSS-Eltern besitzen signifikant häufiger mindestens 2 Regale mit Büchern als die REG-Eltern (was natürlich noch nicht bedeutet, dass entsprechend viel gelesen wird, weshalb dieser Aspekt hier wegfallen muss).

Ein wichtiger Aspekt der familiären Kultur bzw. des Lebensstils stellt das Freizeitverhalten der Kinder dar. Deshalb haben wir nach dem Medienverhalten (TV, Video, Computer und Computerspiele, Märchenkassetten) der Kinder gefragt, das nachweislich mit gesundheitlichen Risiken (besonders Adipositas und Übergewicht) assoziiert ist (Hancox 2004). Wir haben gefunden, dass der Medienkonsum bei allen erfassten Kindern relativ moderat ist und dass es praktisch keine Kinder gibt, die täglich mehr als 2 Stunden fernsehen. Nach der Studie von Hancox stellen 2 Stunden täglich gesundheitlich die kritische Grenze dar. Wir haben aber auch gefunden, dass der Medieneinsatz (besonders TV und Kassettenrecorder) in einem umgekehrten, vermutlich konkurrierenden Verhältnis steht zum Geschichtenerzählen in der Familie.

In unserer Erhebung sind wir also von folgenden 8 Aspekten des Lebensstils ausgegangen:

- materieller Lebensstandard
- Bildungsstand
- Orientierung an der öffentlichen Kultur
- praktizierte Alltagskultur
- Ernährung und ökologische Orientierung
- Interesse an Pädagogik und erzieherischen Fragen
- Wahl medizinischer Behandlungsrichtungen
- Lebensanschauung

Zur Veranschaulichung der Verhältnisse, wie sie sich durch unsere Daten ergeben haben, sind diese Aspekte in einem Netzdiagramm zusammengefasst (Abb. 30). Dazu übertrugen wir die %-Werte der einzelnen Ergebnisse auf eine Ordinalskala mit den Werten 1 bis 5 (die „praktizierte Alltagskultur“ stellt den Mittelwert dar von „Geschichten erzählen“, „Musikinstrument spielen“ und „Abendrituale mit Singen oder Beten“; die übrigen Werte sind den entsprechenden Abbildungen oder Tabellen entnommen).

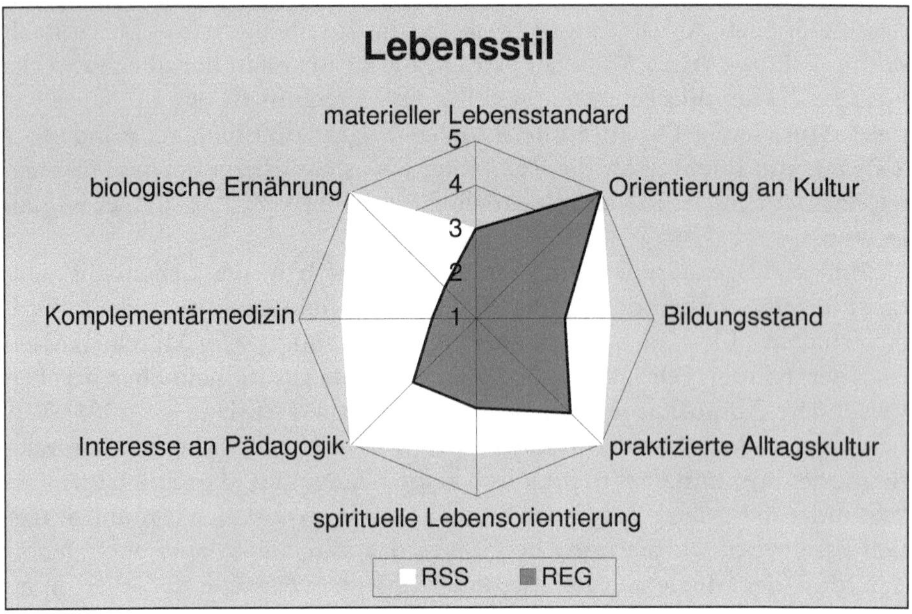

Skala
die Ausprägung der Aspekte ist ...
1 = sehr gering oder 0–20 %   2 = gering oder 20–40 %
3 = mittel oder 40–60 %   4 = hoch oder 60–80 %
5 = sehr hoch oder 80–100 %

Abb. 30: Zusammenfassende Darstellung des Lebensstils der beiden Teilkollektive RSS und REG. Erläuterungen siehe Text.

Die Darstellung zeigt, dass der Lebensstil der beiden Kollektive im Bereich „materieller Lebensstandard“ und „Orientierung an Kultur“ ungefähr deckungsgleich ist (± 10 % Abweichung wegen der 20 %-Skalierung), sich die übrigen Aspekte dagegen markant unterscheiden. Die grösste Differenz ergibt sich im Bereich „biologische Ernährung“ und „Komplementärmedizin“. Weiter scheint in beiden Kollektiven der materielle Lebensstandard nicht zum Leitbegriff des Lebensstils zu gehören und für sie keine determinierende Rolle zu spielen. Ebenso ist das Mass der Orientierung an der Kultur offenbar wenig bestimmend auf die Ausprägung der übrigen Aspekte.

3.4 Kohärenz und Zufriedenheit der Eltern mit der Schule

Eine wichtige gesundheitsrelevante Komponente ist die Zufriedenheit der Eltern mit der Schule. Aus der empirischen Schulforschung ist bekannt, dass das Schulklima (soziale Kontakte, gegenseitige Anerkennung, angemessene Leistungsforderungen, Pflege und ästhetische Gestaltung der Räume u.a.) die Qualität einer Schule sehr wesentlich bestimmen (Fend 1998). Wir dürfen davon ausgehen, dass eine „gute Schule" in vielerlei Hinsicht auch eine gesundheitsfördernde Schule ist.

Die globale Zufriedenheit mit der Schule ist im Gesamtkollektiv der von uns befragten Eltern hoch bis sehr hoch. Wenn diese aber bei den RSS-Eltern signifikant höher liegt als bei den REG-Eltern (Tab. 19, Abb. 5), dann ist zu berücksichtigen, dass die Zufriedenheit nicht losgelöst ist von den Erwartungen an die Schule. Wegen der Verschiedenheit der Lebensstile ist es berechtigt anzunehmen, dass sich die Erwartungen gegenüber der RSS deutlich von denen gegenüber der REG unterscheiden. Weiter gehört zu diesem Komplex das Engagement, das Eltern für „ihre" Schule aufzubringen bereit sind. Auch hier zeigen sich markante Unterschiede zwischen den Eltern der RSS und der REG (Tab. 20). Grund dafür dürfte u.a. das prinzipiell recht hohe Interesse an Pädagogik sein und die Bereitschaft, dafür auch praktisch etwas zu tun. Jedenfalls scheinen sich gerade diese Eltern nicht nur aus pragmatischen Gründen für den Schultyp RSS entschieden zu haben, sondern weil sie sich mit der Weltanschauung und der spirituellen Philosophie dieser Schulen identifizieren können (Tab. 25). Diese Kohärenz muss nicht zwingend auf einer anthroposophischen Weltanschauung basieren, auch andere spirituelle Lebensanschauungen (im oben definierten Sinn) sind denkbar. Wesentlich scheint jedoch, dass unter den an einer Schule beteiligten Menschen ein gewisser Konsens bezüglich Werthaltungen und biografischen Zielsetzungen (Persönlichkeitsbildung u.a.) herrscht. In den RSS scheint dieser Konsens stark ausgeprägt. Die REG-Eltern sind in der Frage nach der Erstrangigkeit der Persönlichkeitsbildung dagegen geteilter Auffassung (Tab. 18). Dass die Kohärenz mit der Schule, die Zufriedenheit der Eltern und die Möglichkeit zur Partizipation relevant sind, zeigt sich im Umstand, dass Kinder von zufriedenen und überzeugten Eltern auch eine grössere Schulfreude an den Tag legen als im umgekehrten Fall. Das scheint unterschiedslos für die REG wie für die RSS zu gelten.

Die Schaffung und Pflege eines gesunden Schulklimas kann im weitesten Sinn als ein Beitrag zur Gesundheitsvorsorge namentlich der Kinder (wie natürlich auch der Lehrerinnen und Lehrer) angesehen werden. Da jedoch die Zufriedenheit der Eltern mit der Schule relativ ist zum Interesse an der Pädagogik und den daraus resultierenden Ansprüchen und Erwartungen, haben wir diesen Aspekt aus den folgenden Erörterungen zur Gesundheit und Gesundheitsvorsorge ausgeklammert.

3.5 Gesundheitsvorsorge

Als Gesundheitsvorsorge verstehen wir ein Setting von Massnahmen, das der Förderung, dem Erhalt und der Pflege der Gesundheit dient. Im Sinne der Salutogenese sind es Massnahmen, durch welche gesundheitliche Ressourcen gestärkt und verfügbar gemacht werden sollen. Sie unterscheiden sich von Massnahmen der Prävention oder der Verhinderung von Krankheiten. Ob eingeleitete Massnahmen eher an der Gesundheit orientiert sind (salutogenetisch) oder an möglichen Erkrankungen (pathogenetisch), hängt davon ab, was dem Menschen zugemutet wird. Geht man davon aus, dass der Mensch von Leiden und Beschwerden bewahrt werden sollte, weil diese sein Wohlbefinden und seine Aktions- und Leistungsfähigkeit beeinträchtigen können, wird man eher eine defensive Haltung einnehmen und versuchen, Krankheiten möglichst zu vermeiden. Die dazu polare Haltung impliziert die Auffassung, dass Krankheiten eine Herausforderung darstellen, an der ein Mensch mit der nötigen Hilfe und Unterstützung erstarken und in seinen Fähigkeiten wachsen kann.

Eine salutogenetische Sichtweise schliesst präventive oder unterstützende Massnahmen nicht prinzipiell aus. Besonders in akuten und lebensbedrohlichen Situationen ist es durchaus angezeigt, einen Menschen vor irreversiblen Schäden beispielsweise einer Infektion zu bewahren und ihn mit Antibiotika zu schützen. Gleichzeitig erfordert die Salutogenese aber auch die Frage nach den eigenen Ressourcen und der Möglichkeit, diese zu unterstützen und zu stärken, damit der erkrankte Mensch diese Infektion auch durch eine Mobilisierung von eigenen Kräften überwinden kann. Die salutogenetische Sichtweise enthält kein prinzipielles Pro oder Contra, sondern macht vielmehr eine situative und differenzierte, individuelle Entscheidfindung erforderlich.

Zur Gesundheitsvorsorge haben wir nach folgenden Massnahmen gefragt: Ernährung, Stillpraxis, Impfschema (welche Impfung in welchem Alter), Antibiotika- und Antipyretikaeinsatz. Da der Medienkonsum nicht nur kulturell-pädagogisch, sondern auch gesundheitlich relevant ist (s.u.), haben wir bei der Auswertung auch das Verhalten bezüglich Fernsehen dazu genommen.

Unsere Erhebung zeigt, dass sich die Ausprägung dieser Massnahmen in den beiden Kollektiven RSS und REG teilweise sehr markant unterscheidet. In der nachfolgenden Abb. 31 fassen wir die entsprechenden Ergebnisse aus den beiden Teilkollektiven RSS und REG zusammen:

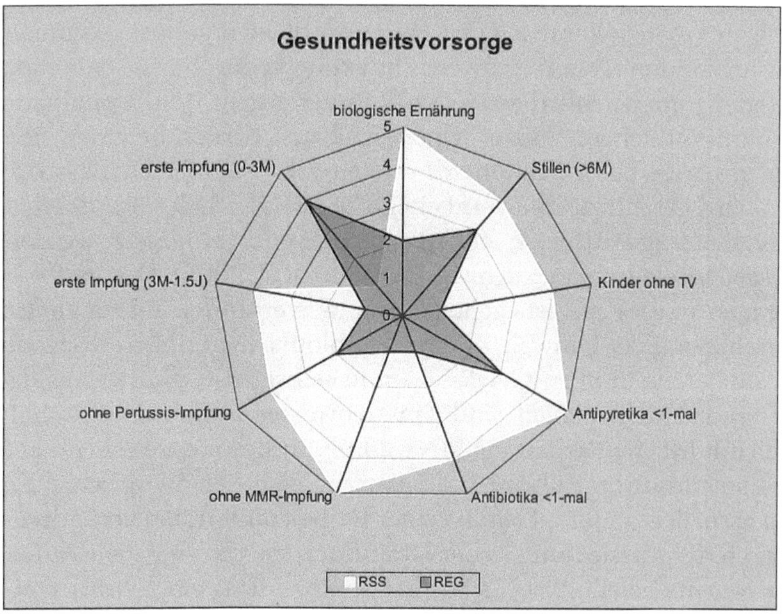

Skala
die Ausprägung der Aspekte ist ...
1 = sehr gering oder 0–20 % 2 = gering oder 20–40 %
3 = mittel oder 40–60 % 4 = hoch oder 60–80 %
5 = sehr hoch oder 80–100 %

Abb. 31: Zusammenfassende Darstellung der erhobenen Massnahmen zur Gesundheitsvorsorge in den beiden Teilkollektiven RSS und REG. Erläuterungen siehe Text.

Über die Bedeutung des Stillens für die Gesundheit herrscht heute weitgehend Einigkeit, auch wenn in Bezug auf die protektiven Folgewirkungen (Allergien) kontroverse Auffassungen existieren. Auch hinsichtlich einer Ernährung mit biologischen und ökologisch erzeugten Produkten hat in der öffentlichen Meinung ein deutlicher Umschwung stattgefunden: Die Erkenntnis, dass eine für den Menschen gesunde Ernährung auch eine ökologisch gesunde Produktion beinhaltet, hat in breiten Bevölkerungskreisen längst Einzug gehalten. In der praktischen Umsetzung dagegen scheint diese Erkenntnis noch vielfach blosse Theorie zu bleiben.

Ähnlich ist erkannt worden, dass der Einsatz von Antibiotika zwar vielfach unumgänglich ist, dass ihre Anwendung aber auch vielfältige Probleme nach sich ziehen kann. Zu den Hauptproblemen gehört die zunehmende Resistenzbildung, die zu schweren Infektionen durch resistente Bakterien führt. Jedes Jahr betrifft dies in der Schweiz gegen 1000 Spitalpatienten, rund 80 mit tödlichem Verlauf. Die geschätzten Kosten belaufen sich jährlich auf mehrere zehn Millionen Franken (SNF 2007). Gemäss diversen Studien wird geschätzt, dass rund ein Drittel der ärztlich verordneten Antibiotikagaben fragwürdig ist, teils weil sie präventiv eingesetzt werden, teils auch gegen virale Infekte (zit. nach Fillippini et al. 2006). Der in den letzten Jahrzehnten massiv angestiegene Antibiotikaverbrauch führte auch zu einer Verseuchung der Umwelt, so dass Antibiotika in geringen Konzentrationen heute bereits in allen Gewässern und selbst im Grundwasser nachzuweisen sind. Hauptquellen sind Spitalabwässer und landwirtschaftliche Betriebe mit Massentierhaltung (SNF 2007). Insbesondere scheint aber der Antibiotikaeinsatz im frühen Kindesalter mit gewissen allergischen Erkrankungen assoziiert zu sein. Gemäss einer Reihe von Studien verändern Antibiotika die Keimbesiedlung in der Darmflora, die ihrerseits am Aufbau des Immunsystems beteiligt ist. Es ist also denkbar, dass ein Einsatz von Antibiotika besonders im ersten und zweiten Lebensjahr über die Darmflora die Immunentwicklung schwächt und damit zu einer Erhöhung des Allergierisikos führt (Übersicht und Diskussion zum gegenwärtigen Kenntnisstand bei Neumeister 2006). Bezüglich des Einsatzes von fiebersenkenden und entzündungshemmenden Medikamenten ist Ähnliches bekannt: Der Einsatz von Antipyretika (z.B. Paracetamol) korreliert mit einer höheren Allergieprävalenz (siehe z.B. Cohet et al. 2004; Shaheen et al. 2005; Flöistrup et al. 2006). In einer Fall-Kontrollstudie fanden Albonico et al. (1998) ein deutlich erhöhtes Karzinom-Risiko nach Antibiotika-Behandlungen, besonders beim Mamma-Karzinom. Umgekehrt zeigte sich ein verringertes

Karzinom-Risiko bei Menschen über 60 Jahren, die in ihrer Kindheit fiebrige Erkrankungen wie Masern, Mumps, Röteln, Keuchhusten u.a. durchgemacht haben (Albonico et al. 1998).

Zur Impfpraxis haben wir gefunden, dass die RSS-Kinder eine vergleichsweise sehr tiefe Impfrate aufweisen, besonders auffällig bei den Impfungen gegen Masern, Mumps und Röteln sowie gegen Pertussis (Abb. 15). Die Ergebnisse aus dem RSS-Kollektiv kontrastieren dabei nicht nur gegen das REG-Kollektiv, sondern auch gegen die gesamtschweizerischen Impfraten (BAG 2006). Diese liegen bei Kindern im Schuleintrittsalter (Kindergarten bis 3. Klasse) bei 86.6% (MMR) bzw. bei 93.4% (Pertussis; BAG 2006). Zum Erreichen einer Herdenimmunität wäre aber aus konventioneller Sicht eine Durchimpfung notwendig von 92–95% (Masern und Pertussis) bzw. von 85–87% (Mumps und Röteln). Die effektive Impfrate in der Schweiz liegt also unter den epidemiologisch als notwendig erachteten Minima, womit auch die von der WHO gesetzten Ziele einer globalen Eliminierung beispielsweise der Masern nicht erreicht werden.

Aus wissenschaftlicher Sicht gibt es keine Impfungen, die absolut unproblematisch sind. Am Beispiel der Masern referieren wir aus Albonico u. Hirte (2005: 1208) eine Reihe von Punkten, die der weiteren wissenschaftlichen Klärung bedürften:

> Masernenzephalitis und Masernsterblichkeit werden mit steigendem Erkrankungsalter häufiger. Nach Studien aus der Vorimpfära liegt das Enzephalitisrisiko im Kleinkindalter bei 1:15 000, im Erwachsenenalter jedoch bei 1:1000–1500 (*) [...].
>
> Die gegenwärtig höhere Inzidenz der Masernenzephalitis und die bei einigen Ausbrüchen relativ hohe Sterblichkeit dürften auf das heutzutage höhere Alter der Masernkranken zurückzuführen sein: Ungeimpfte und Impfversager erkranken oft erst jenseits der Kindheit. Bei den Masernepidemien 2002 und 2003 in Italien waren in Regionen mit niedriger (<55%) Durchimpfung mehr als 60%, in Gebieten mit hoher (<70%) Durchimpfung dagegen weniger als 40% der Patienten jünger als zehn Jahre (*). Bei einer Epidemie im Jahr 1997 in Brasilien, einem Land mit einer hohen Masernimpfrate, waren über 50% der Patienten sogar älter als zwanzig Jahre (*) [...].
>
> In Brasilien waren 1997 mehr als 30% der 20 000 Erkrankten einmal oder zweimal geimpft; etwa die Hälfte der zweimal Geimpften waren offenbar sekundäre Impfversager (IgG Avidity Index >30%), das heisst sie erkrankten trotz zunächst ausreichendem Impfschutz (*). Paunio (*) schreibt zum Problem des sekundären Impfversagens: „Sekundäres Masernimpfversagen ist häufiger als bisher angenommen, vor allem bei Individuen, die früh im Leben oder vor längerer Zeit geimpft wurden, und auch bei mehrfach Geimpften. Die – wegen des fehlenden Booster-Effekts durch die natürliche Maserninfektion – nachlassende Immunität auch bei Individuen, die

> nach dem fünfzehnten Lebensmonat geimpft wurden, sollte als relevantes Szenario in der Planung der künftigen Masernimpfstrategie berücksichtigt werden" (* Literaturnachweis im Originalbeitrag).

Solche Hinweise nähren den Verdacht, die Masernimpfung würde die Masernerkrankung in das komplikationsreichere Erwachsenenalter oder ins frühe Säuglingsalter verschieben und würde gerade jene Erkrankungsprobleme provozieren, vor denen sie schützen sollte. Gleichzeitig gibt es Hinweise darauf, dass eine natürliche Maserninfektion und das Durchmachen der Masern die Entwicklung der Immunität beim Kind anregt und zu einer vielfältigen Gesundung führt. Albonico & Hirte (ebda: 1209) schreiben:

> Die Masern üben offenbar einen stimulierenden Effekt auf das Immunsystem des Kindes aus [...]. Eine bekannte positive Folge ist die heilende Wirkung auf chronische Erkrankungen wie Psoriasis oder Nephrotisches Syndrom. Die ärztliche Behandlungshäufigkeit infektanfälliger Kinder sinkt deutlich nach durchgemachten Masern (*). Kinder in der Dritten Welt sind nach einer Masernerkrankung weniger anfällig für Parasitenbefall und Malaria (*). Das Durchmachen von Kinderkrankheiten wie Masern, Röteln und Mumps scheint im späteren Leben das Krebsrisiko zu verringern (*). Auch Multiple Sklerose ist bei Menschen seltener, die in der Kindheit Masern hatten (*). (* Literaturnachweis im Originalbeitrag.)

In unserer Erhebung haben wir nicht nur einen sehr geringen Impfstatus der RSS-Kinder festgestellt, sondern auch eine vergleichsweise geringe Prävalenz von Allergien wie Neurodermitis, Heuschnupfen und Asthma (Tab. 22). Dieser Bezug ist deshalb interessant, weil zwischen der Impfpraxis und der Allergieprävalenz ein immunologischer Zusammenhang vermutet werden kann. Unsere Datenbasis reicht nicht aus, um solche Zusammenhänge zu verifizieren. Grösser angelegte Untersuchungen wie die von Alm et al. (1999) oder die PARSIFAL-Studie (Flöistrup et al. 2006; Alfvén et al. 2006) konnten jedoch solche Zusammenhänge aufzeigen. Deshalb dürfen wir unsere Ergebnisse tendenziell als in der gleichen Richtung liegend interpretieren wie die der eben erwähnten Untersuchungen. Beispielsweise hat die PARSIFAL-Studie nachgewiesen, dass die Prävalenz der verschiedenen untersuchten Allergien und Sensibilisierungen bei RS-Schülern insgesamt niedriger ist als in der Referenzgruppe. Gesamthaft zeigt sich ein statistisch signifikant geringeres Risiko für Rhinokonjunktivitis (Heuschnupfen), atopisches Ekzem und atopische Sensibilisierung. Kinder, welche gegen Masern, Mumps und Röteln geimpft wurden, hatten ein höheres Risiko, an Rhinokonjunktivitis zu erkranken, wogegen durchgemachte Maserninfektionen mit einem geringeren Risiko, an IgE-vermitteltem Ekzem (Neurodermitis, atopisches Ekzem) zu erkranken, assoziiert waren (Flöistrup et al. 2006).

Die geringe Durchimpfung der RSS-Kinder ist nicht zwingend die Folge einer Impffeindlichkeit unter der RSS-Elternschaft. Von Seiten der anthroposophischen Medizin wird auch nicht empfohlen, die Kinder grundsätzlich nicht zu impfen. Vielmehr wird im Sinne der Salutogenese ein individueller und differenzierter Impfentscheid angestrebt. Dazu gehört, dass der behandelnde Hausarzt die Eltern nicht nur über den zu erwartenden Krankheitsverlauf sowie über die damit verbundenen Risiken aufklärt. Zum Impfentscheid gehört auch eine Abschätzung der individuellen Risikolage des Kindes (Konstitution, Alter) sowie der Möglichkeiten der Eltern, das Kind im Krankheitsfall zu betreuen und ihm die nötige Pflege, Behandlung, Zeit und Ruhe für das Durchmachen der Krankheit angedeihen zu lassen. In Betracht kommen dabei etwa die Geschwisterzahl, die berufliche Belastung der Eltern oder die eventuell zwingend erforderliche ausserfamiliäre Betreuung des Kindes. Erweisen sich die Ressourcen als ungenügend oder die Risiken zu gross, kann und wird der Hausarzt eine Impfung durchaus empfehlen.

Aus den Daten der erhobenen RSS-Elternschaft kann der Eindruck gewonnen werden, dass viele Eltern über Ressourcen verfügen, um die Frage nach einer MMR- und Pertussis-Impfung ihrer Belastungssituation entsprechend beantworten und ihr Kind im Krankheitsfall auch aktiv begleiten zu können. Zu diesen Ressourcen gehören beispielsweise das stark ausgeprägte Interesse an pädagogischen Fragen oder die generell hohe Bereitschaft, sich für die Schule zu engagieren. Weiter zeichnet sich dieses Kollektiv durch eine ausgeprägte Familienkultur aus. Die meisten dieser Eltern sind auch der Auffassung, dass sie für die erzieherischen Aufgaben genügend Zeit und Kraft übrig haben und kaum oder höchst selten so abgespannt sind, dass sie ihren Aufgaben nicht mehr gerecht werden. Viele Eltern arbeiten auch beide in Teilzeitanstellung und teilen sich die Betreuung der Kinder gleichrangig auf. Das sind alles Aspekte, die vermuten lassen, dass die tiefen Impfraten nicht auf einer obskuren und „esoterisch" begründeten Wissenschaftsfeindlichkeit der Eltern beruhen. Die relativ hohe Durchimpfung der RSS-Kinder gegen Poliomyelitis und Tetanus zeigt, dass deren Eltern durchaus differenziert und undogmatisch mit der Impffrage umgehen (siehe Abb. 15).

Die Darstellung in Abb. 31 macht deutlich, dass die von uns erhobenen Massnahmen der Gesundheitsvorsorge im RSS-Kollektiv markant stärker salutogenetisch ausgeprägt sind als im REG-Kollektiv. Für diese Interpretation spricht hauptsächlich der signifikant geringere Antibiotika- und Antipyretikaeinsatz sowie die geringe Durchimpfung gegen Masern, Mumps, Röteln und Keuchhusten. Die bevorzugte Ernährung mit biologischen Produkten und die längere Stilldauer können als verstärkter Einsatz von gesundheitsfördernden Massnahmen verstanden werden. Wie weit der Verzicht auf Fernsehkonsum durch die Kinder bei den RSS-Eltern gesundheitlich motiviert ist, lässt sich aus unseren Daten nicht beurteilen.

3.6 Gesundheit und Krankheiten

Unsere Untersuchung zeigt, dass das Gros der erhobenen Kinder über eine gute bis sehr gute Gesundheit verfügt. Dies ergibt sich sowohl aus der globalen Einschätzung durch die Eltern als auch durch eine Reihe von Fragen zum Schlaf der Kinder oder zu ihrer Aktivitätsenergie, ihrer Erholungsfähigkeit oder der Erschöpfbarkeit. Wesentliche Unterschiede zwischen den Teilkollektiven sind nicht zu erkennen. Es ist dabei kein Widerspruch, wenn die Eltern gleichzeitig auch angeben, dass ein Kind an der einen oder anderen Beschwerde oder Krankheit leidet.

Da wir die Daten aus unserer Erhebung aus methodischen Gründen kaum mit Sekundärdaten vergleichen können, haben wir sie studienintern verglichen. Hierbei ist uns bei den psychosomatischen Beschwerden aufgefallen, dass Nervosität, Konzentrationsstörungen, Bauchweh und Schlafstörungen im Gesamtkollektiv zu den häufigsten Beschwerden gehören, gefolgt von depressiven Verstimmungen (Tab. 57 und 58). Im Vergleich RSS-REG fällt auf, dass die RSS-Kinder weniger unter täglichen oder wöchentlichen Beschwerden leiden als die Kinder der Vergleichskohorte. Insbesondere ist die Prävalenz von Nervosität und Konzentrationsstörungen signifikant geringer bei RSS- als bei REG-Kindern. Da diese Ergebnisse auf Laienurteilen beruhen und nicht z.B. auf der Anwendung definierter Kriterien, sind der Interpretierbarkeit dieser Ergebnisse Grenzen gesetzt.

Allgemein kann man davon ausgehen, dass psychosomatische Beschwerden unspezifische Reaktionen auf psychosoziale Stresssituationen darstellen. Wie wir im entsprechenden Kapitel bereits erwähnten, können wir auf Grund unserer Daten aber keinerlei solche Zusammenhänge finden. So bleibt die Frage nach dem Unterschied im Auftreten von Nervosität und Konzentrationsstörungen bei den RSS-Kindern im Vergleich zu den REG-

Kindern offen. Da die Stressbelastung in beiden Kinderkollektiven eine ähnliche ist und (ausser einem häufig längeren Schulweg der RSS-Kinder mit Bus oder Bahn) kaum wesentliche Unterschiede zu finden sind (*Life events*, allein erziehende Eltern, Mobbing durch andere Kinder, häufiger Streit der Eltern, mittelschwere oder schwere Depressionen der Mutter), ist nicht auszuschliessen, dass die unterschiedliche psychosomatische Belastung nicht familiär bedingt ist, sondern mit der Schule bzw. dem Kindergarten zusammenhängt. Da wir jedoch ausser nach der Schulfreude nach keinen schulspezifischen Aspekten gefragt haben, muss diese Frage hier offen bleiben. Denkbar aber ist, dass die unterschiedlichen Schulkonzepte REG und RSS (Leistungserwartungen, Curriculum, methodisch-didaktische Unterrichtsführung und soziale Unterrichtsformen, Zusammenarbeit Lehrperson-Eltern usw.) entweder eher Stress erzeugend oder eher Stress vermindernd wirken können. Eine Klärung dieser Aspekte wird einer anderen Studie vorbehalten bleiben.

Ein Schwerpunkt unserer Erhebung galt der Prävalenz allergischer Erkrankungen, durchgemachter Kinderkrankheiten sowie einiger weiterer infektiöser Erkrankungen (Erkältungen, Angina und Mittelohrentzündung). Die Ergebnisse sind in Abb. 32 zusammenfassend dargestellt.

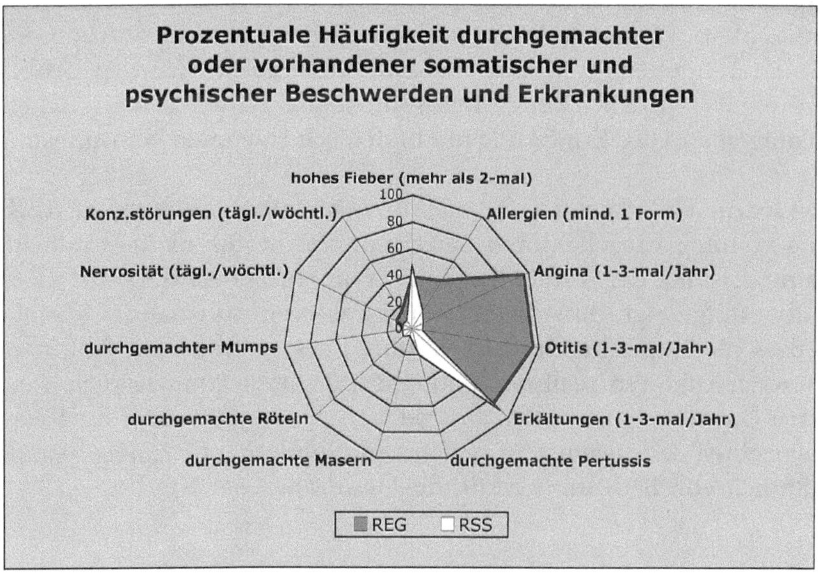

Abb. 32: Zusammenfassende Darstellung durchgemachter oder vorhandener Erkrankungen in den Teilkollektiven REG und RSS. Erläuterungen siehe Text.

Abb. 32 zeigt, dass alle von uns abgefragten Krankheiten und Beschwerden in beiden Kollektiven vorkommen, allerdings mit teils sehr stark voneinander abweichenden Häufigkeiten. So erkranken gemäss unseren Daten die REG-Kinder auffallend viel häufiger an Angina oder einer Otitis (Mittelohrentzündung), während Erkältungen mit Husten und/oder Schnupfen bei den RSS-Kindern signifikant öfter vorkommen (Tab. 60). Die RSS-Kinder hatten nach dem Bericht der Eltern auch signifikant häufiger hohes Fieber (über 39°C) als die REG-Kinder (Abb. 21). Die Häufigkeit fiebriger Erkrankungen dürfte mit der Tatsache zusammenhängen, dass die RSS-Kinder vermehrt febrile Kinderkrankheiten wie Masern, Mumps, Röteln oder die Pertussis durchgemacht haben als die REG-Kinder. Es ist nahe liegend davon auszugehen, dass sich in diesem gesundheitlichen Bild die unterschiedliche Bevorzugung medizinischer Behandlungsmethoden einschliesslich der damit zusammenhängenden Massnahmen der Gesundheitsvorsorge widerspiegelt.

Bezüglich Allergien zeigt sich uns auf Grund unserer Daten nur ein pauschales Bild: Insgesamt ergibt sich, dass im RSS-Kollektiv eindeutig weniger Kinder überhaupt unter Allergien leiden (mindestens 1 allergische Erkrankung) als im REG-Kollektiv. Wir fanden, dass das Auftreten von Allergien negativ korreliert ist mit dem Konsum von Antibiotika und Antipyretika (Abb. 25 und Abb. 26) und auch weniger häufig auftritt bei Kindern, die mindestens 9 Monate ausschliesslich gestillt wurden (Abb. 24). Weiter ergab sich ein inverser Zusammenhang zwischen allergischen Erkrankungen und der Ernährung mit biologisch erzeugten Nahrungsmitteln (Abb. 27).

Weder die Untersuchungen von Alm et al. (1999) noch die PARSIFAL-Studie konnten Einzelfaktoren aufzeigen, welche für die gesundheitliche Gesamtbelastung der Kinder letztlich verantwortlich sind. Die Studien haben aber aufgezeigt, dass die einzelnen Faktoren miteinander korrelieren und dass die atopische Gesamtbelastung umso geringer ausfällt, je mehr von diesen Faktoren realisiert sind. Entsprechend können auch wir von unseren Daten nicht erwarten, dass sie Aufschluss geben über die Relevanz der einzelnen salutogenen Massnahmen, sondern dass auch hier deren Gesamtheit von Bedeutung ist für die Gesundheit der Kinder.

3.7 Schlussfolgerungen und Konsequenzen

Unsere Erhebungen zeigen die Wichtigkeit des familiären Lebensstils für die Gesundheit der Kinder. Dabei wird deutlich, dass der Lebensstil die Gesundheit nicht *verursacht*, sondern *motiviert* und *bedingt*. Den gesundheitsfördernden Massnahmen kommt dabei eine vermittelnde Rolle zu: Einerseits werden die salutogenen Massnahmen durch den Lebensstil und die ihm zugrunde liegende weltanschauliche Lebensorientierung bestimmt, auf der anderen Seite beeinflussen diese Massnahmen psychische und physiologische Vorgänge und tragen so zur Stärkung oder Schwächung beispielsweise des Immunsystems bei. Eine Zusammenfassung der Verhältnisse, in welchen Lebensstil, salutogene Massnahmen und Gesundheit zueinander stehen, kann gemäss unseren Untersuchungen folgendermassen veranschaulicht werden (Abb. 33):

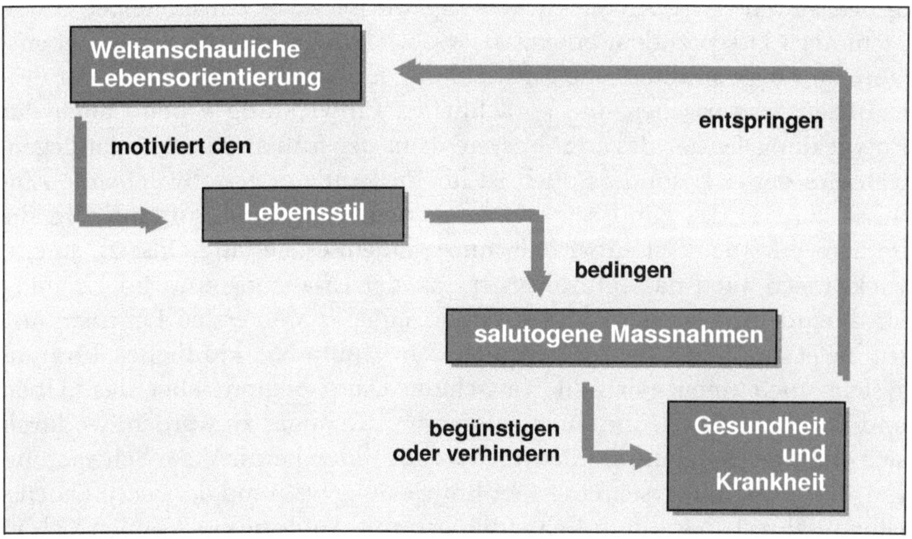

Abb. 33: Zusammenfassende Darstellung der Verhältnisse von Lebensstil, gesundheitsfördernden Massnahmen und Krankheit/Gesundheit. Erläuterungen siehe Text.

Die Darstellung macht plausibel, dass die gesundheitsfördernden Massnahmen zwar zentral sind, aber nicht den eigentlichen Ursprung für Gesundheit und Krankheit darstellen, sondern nur die praktischen Handlungen sind, die Gesundheit und Krankheit ermöglichen oder verunmöglichen.

Deshalb kann eine Gesundheitsförderung, die gleichsam erst auf der Handlungsebene ansetzt und beispielsweise nur Expertenwissen zur praktischen Anwendung bringen will, zwar wirksam sein, sie wird aber punktuell bleiben und sich kaum als nachhaltig und umfassend erweisen. Sollen aber Gesundheit und Krankheit und der Umgang mit ihnen in der Verantwortung des Individuums liegen, so wie dies in einer modernen Gesellschaft intendiert wird, dann können die entsprechenden Massnahmen nur der Autonomie einer individuellen Lebensorientierung und den Motiven des entsprechenden Lebensstils entspringen. So sind viele Krankheiten zwar durch entsprechende Therapien behandelbar, eine wirkliche Gesundung ist jedoch gerade bei den zivilisationsbedingten Erkrankungen letztlich nur durch eine Änderung des Lebensstils zu erreichen (siehe exemplarisch dazu Janssen et al. 2001).

Unsere Erhebung verdeutlicht an den entsprechenden Unterschieden zwischen den RSS- und REG-Kollektiven, wie entscheidend der Lebensstil in den Familien tatsächlich ist. Die Ergebnisse vieler einschlägiger Untersuchungen lassen zudem erkennen, wie wichtig gerade die ersten Lebensjahre für die gesundheitliche Entwicklung des Kindes sind. Neben der motorischen, sensorischen und sprachlichen Entwicklung scheint auch das Entwicklungsfenster des Immunsystems in der frühen Kindheit zu liegen, während der es besonders offen ist für fördernde oder schwächende Einflüsse. So wie das Kind seine Gliedmassen, seine Sinnesorgane und die Sprachwerkzeuge erst entwickeln muss, indem es sie tätig einsetzt, so entwickelt sich auch das Immunsystem an der Erfahrung und im Umgang mit Fremdeinwirkungen auf den Organismus. In den ersten Lebensmonaten bietet besonders die Muttermilch dem „hilflosen" kindlichen Immunsystem noch einen gewissen Nestschutz. Dann beginnt aber das „Üben und Trainieren" des Immunsystems immer wichtiger zu werden, wodurch sich erst eine eigene Immunkompetenz ausbilden kann. Viele Schwächungen, die das Immunsystem in seiner Entwicklung während der ersten Lebensjahre erfährt (bspw. durch Behandlungen mit Antibiotika), können sich in späteren Jahren in einer Atopie äussern und auch im Jugend- oder gar Erwachsenenalter noch zu allergischen Erkrankungen führen. Vor dem gleichen Hintergrund wird auch gegen ein pauschales und generelles Impfgebot argumentiert, weil jede Impfung im Prinzip eine Art „Arbeitserleichterung" für das Immunsystem darstellt, womit zwar die entsprechenden Antikörper gebildet werden, aber weitgehend ohne stärkere systemische Eigenleistung des Organismus. Deshalb wird die enorme Zunahme von allergischen Erkrankungen in der zweiten Hälfte des letzten Jahrhunderts auch etwa mit der so genannten Hygiene-Hypothese resp. einer zunehmenden „Unterbeschäftigung" des Immunsystems erklärt.

Dies alles macht deutlich, dass die Gesundheit im Alter der Kinder, wie wir sie in unserer Erhebung erfasst haben, weitgehend vor dem Hintergrund des familiären Lebensstils gesehen werden muss und dass davon ausgegangen werden kann, dass der Einfluss von Kindergarten und Schule auf die Gesundheit der Kinder noch relativ gering ist. Zwar haben wir ausser der Schulfreude der Kinder und der Elternzufriedenheit keine schulischen Daten erhoben, die den vermuteten geringen Einfluss belegen könnten. Wie wir gesehen haben, könnte die unterschiedliche Prävalenz von Nervosität und Konzentrationsstörungen in den beiden Kinder-Kollektiven tatsächlich mit der Schule und der jeweiligen Lernkultur zusammenhängen. Eine Einschätzung des tatsächlichen Einflusses der Schule auf die Gesundheit der Kinder wird aber erst möglich sein, wenn die Ergebnisse aus entsprechenden Untersuchungen vorliegen. Zudem konnte diese retrospektive Studie nicht für weitere, auch unbekannte Einflussfaktoren kontrolliert werden. Deshalb müssten ihre Ergebnisse durch grössere und wenn möglich prospektive Studien erhärtet werden.

Als Konsequenz aus den eben diskutierten Umständen ergibt sich die Frage, wie eine nachhaltige und umfassende Pflege und Förderung der Gesundheit in den offensichtlich entscheidenden Jahren der frühen Kindheit aussehen könnte. Die Erkenntnisse, die wir durch unsere Untersuchung gewonnen haben und die auch in den Ergebnissen unzähliger anderer Studien liegen, sprechen dafür, dass dies nur durch eine möglichst früh einsetzende Elternbildung zu erreichen ist. Unsere Erhebung macht darüber hinaus deutlich, dass entsprechende Handlungsanweisungen nur soweit umfassend und nachhaltig sein können, wie sie die Eltern auch in ihrer Lebensphilosophie erreichen und hier eine salutogenetische Globalorientierung anzustossen vermögen. Eine solcherart intendierte Elternbildung steht nicht nur im Interesse der zukünftigen Generationen und ihrer Gesundheit, sondern dürfte angesichts der die Leistungsgrenzen längst überschreitenden Gesundheits- und Sozialsysteme auch im Interesse der gegenwärtigen Gesellschaft sein und sich mittelfristig auch wirtschaftlich günstig auswirken.

Literatur

Albonico H.U., Bräker J., Hüsler J. (1998): Febrile infectious childhood disease in the history of cancer patients and matched controls. In: Medical Hypotheses 51: 315–320.

Albonico H.U. & Hirte M. (2005): Impfungen, ein weiterhin ungelöstes Problem. Schweizerische Ärztezeitung 2005/86 Nr. 20, 1202–2015.

Alfvén T.; Braun-Fahrländer et al. (2006): Allergic diseases and atopic sensitization in children related to farming and anthroposophic lifestyle – the PARSIFAL study. In: Allergy 61 (4), 414–421.

Alm J.S. et al. (1999): Atopy in children of families with an anthroposophic lifestyle. In: The Lancet 1999: 353: 1485–1488.

Anyo G. et al. (2002): Early, current and past pet ownership: associations with sensitization, bronchial responsiveness and allergic symptoms in school children. Clin Exp Allergy. 2002 Mar; 32(3): 361–366.

Antonovsky A. (1997): Salutogenese. Zur Entmystifizierung der Gesundheit. Tübingen.

Asher I. et al. (2006): Worldwide time trends in the prevalence of symptoms of asthma, allergic rhinoconjunctivitis, and eczema in childhood: ISAAC Phases One and Three repeat multicountry cross-sectional surveys. The Lancet 2006; 368: 733–743.

BAG (1999): Repräsentative Erhebung zur Durchimpfung in der Schweiz 1989. In: Bulletin Nr. 20 (17. Mai 1999).

BAG (2006): Durchimpfung in der Schweiz 1999–2003. Bulletin 19 vom 8. Mai 2006 des Bundesamtes für Gesundheit.

BAG (2007): Durchimpfung bei Kleinkindern, nach Schuleintritt und Schulaustritt im Kanton Bern: zeitliche Entwicklung während einer 10-jährigen Periode, 1995–2004. BAG Bulletin 48/2007: 852–856.

Beasley et al. (2008): Association between paracetamol use in infancy and childhood, and risk of asthma, rhinoconjunctivitis, and eczema in children aged 6–7 years: analysis from Phase Three of the ISAAC programme. The Lancet 2008; 372: 1039–1048.

Bellenberg G. (1999): Individuelle Schullaufbahnen. Eine empirische Studie über Bildungsverläufe von der Einschulung bis zum Abschluss. Weinheim.

Bengel J. et al. (1998): Was erhält Menschen gesund? Antonovskys Modell der Salutogenese – Diskussionsstand und Stellenwert. Bundeszentrale für gesundheitliche Aufklärung BzgA, Köln.

Berger C. & Michel K. (2000): Akute otitis media: Vorschlag für ein neues Management. Paediatrica Vol. 11/2 (<http://www.swiss-paediatrics.org/paediatrica/vol11/n2/omage.htm>), abgefragt: 8.8.2007.

Bettelheim B. (1980): Kinder brauchen Märchen. München 2001.

Böni E. & Salm E. (2008): Multikulturalität in Kindergarten, Primarschule und Sekundarstufe I des Kantons Bern. Schulstatistische Auswertungen mit Daten des Schuljahres 2006. Erziehungsdirektion des Kantons Bern. Bern.

Bourdieu, P. (1983): Ökonomisches Kapital – Kulturelles Kapital – Soziales Kapital. In: ders. (1992): Die verborgenen Mechanismen der Macht, S. 49–80.

Brunekreef B. et al. (1992): Pets, allergy and respiratory symptoms in children. Int J Epidemiol. 1992 Apr; 21(2): 338–342.

Busato A. et al. (2006): Extent and structure of health insurance expenditures for complementary and alternative medicine in Swiss primary care. BMC Health Services Research 2006, 6: 132.

Cohet C. et al. (2004) Infections, medication use, and the prevalence of symptoms of asthma, rhinitis, and eczema in childhood. J Epidemiol Community Health. 2004 oct; 58(10): 852–857.

Dubuis P. (2002): Adipositas im Kindesalter: Tägliches Brot des Pädiaters? In: Paediatrica 12/6: 18–22.

Elgar F. et al. (2007): Maternal and paternal depressive symptoms and child maladjustment: the mediating role of parental behaviour. In: J Abnorm Child Psychol. 2007 June 19th.

Fend H. (1998): Qualität im Bildungswesen. Schulforschung zu Systembedingungen, Schulprofilen und Lehrerleistung. Weinheim und München.

Filippini M. et al. (2006): Socioeconomic determinants of regional differences in outpatient antibiotic consumption: Evidence from Switzerland. Health Policy 78(2006): 77–92.

Flöistrup H. et al. (2006): Allergic disease and sensitization in Steiner school children. The Parsifal-Study-Group. In: J Allergy Clin Immunol 2006: 117: 59–66.

Goodman R. et al. (2003): Child psychiatric disorder and relative age within school year: cross sectional survey of large population sample. In: BMJ Vol. 327.

Grosskurth H. (2005): Häufigkeit von Kindern mit vermuteter ADHS im Patientengut von Allgemein- und Kinderärzten im Raum Aachen, sowie Faktoren, die mit einer ADHS assoziiert sind. Dissertation an der Medizinischen Fakultät der Technischen Hochschule Aachen. Manuskript online: <http://deposit.ddb.de/cgi-bin/dokserv?idn=976763230&dok_var=d1&dok_ext=pdf&filename=976763230.pdf> (Abfrage: 9.7.2007).

Hancox R.J. (2004): Association between child and adolescent television viewing and adult health: a longitudal birth cohort study. In: The Lancet 364: 257–262.

Hradil, St. (1995): Lebensstil, in: Schäfers, Bernhard (Hg.): Grundbegriffe der Soziologie. 4., verb. u. erw. Aufl., Opladen: Leske und Budrich. S. 180–184.

ISAAC (1998): The International Study of Asthma and Allergies in Childhood (ISAAC) Steering Committee. World-wide variation in prevalence of symptoms of asthma, allergic rhinoconjunctivitis, and atopic eczema: ISAAC. Lancet 1998; 351: 1225–32.

Janssen J. P. et al. (2001): Lebensstil und Gesundheitsförderung – was ist zu erreichen? Arbeitskreis für Gesundheitsförderung und Rehabilitation durch Lebensstiländerungen. Kiel.

RKI (2007): Der Kinder- und Jugendgesundheitssurvey (KiGGS). Bundesgesundheitsblatt Band 50: 5/6. Online: <http://www.kiggs.de/experten/erste_ergebnisse/Basispublikation/index.html> (Abfrage: 10.8.2007).

Kienle G.S., Kiene H., Albonico HU. (2006): Anthroposophische Medizin in der klinischen Forschung. Wirksamkeit, Nutzen, Wirtschaftlichkeit, Sicherheit. Stuttgart, New York.

Kozyrskyj A. et al. (2007): Increased risk of childhood asthma from antibiotic use in early life. Chest 131: 1753–1759.

Kranz R. und Rosenmund A. (1998): Über die Motivation zur Verwendung komplementärmedizinischer Heilmethoden. Schweiz. Med. Wochenschrift 128: 616–622.

Lehmann R. & Peek R. (1997): Aspekte der Lernausgangslage von Schülerinnen und Schülern der fünften Klassen an Hamburger Schulen. Berlin.

Marti T. (2004): Gesundheit vier- bis achtjähriger Kinder. Bern (Manuskriptdruck).

Marti T. (2006): Wie kann Schule die Gesundheit fördern? Erziehungskunst und Salutogenese. Stuttgart.

Maughan A. (2007): Early-occuring maternal depression and maternal negativity in predicting young childrens emotion regulation and sozioemotional difficulties. In: J Abnorm Child Psychol. 2007 May 15.

Morgenthaler Chr. (2007): Gute-Nacht-Geschichten und mehr? Familien brauchen Rituale. In: Kindheit, Jugend und Generationenbeziehungen. Abgeschlossene Studien des NFP 52. Zusammenfassungen der Ergebnisse. <Online: www.nfp52.ch>.

Neumeister N. (2006): Allergische Erkrankungen und Aspekte des anthroposophischen Lebensstils. Dissertation medizinische Fakultät der Universität Basel. Manuskriptdruck.

Niesseler A. (2003): Formen symbolischer Weltaneignung. Zur pädagogischen Bedeutung von Ernst Cassirers Kulturphilosophie. Würzburg.

Oddy WH. et al. (1999): Association between breast feeding and asthma in 6 year old children: findings of a prospective birth cohort study. BMJ 1999/319: 815–819.

Opp G. et al. (Hrsg): Was Kinder stärkt. Erziehung zwischen Risiko und Resilienz; Basel.

Puhani P. & Weber A. (2005): Does the Early Bird Catch the Worm? Educational Effects of Age of School Entry in Germany. Online: <ftp://ftp.iza.org/dps/dp1827.pdf> (Abfrage 31.7.2007).

Qing Chen et al. (2006): Fever-range thermal stress promotes lymphocyte trafficing across high endothelial venules via an interleukin 6 trans-signaling mechanism. Nature immunology 7: 1299–1308.

Randoll D. & Barz H. (Hrsg. 2007): Bildung und Lebensgestaltung ehemaliger Schüler von Rudolf Steiner Schulen in der Schweiz. Eine Absolventenstudie. Frankfurt/M.

Ray P.H. & Anderson, R. (2000): *The Cultural Creatives. How 50 Million People Are Changing the World*, New York (Harmony Books).

Shaheen S.O. et al. (2005): Prenatal paracetamol exposure and risk of asthma and elevated immunoglobulin E in childhood. Clin Exp Allergy. 2005 Jan; 35 (1): 18–25.

Shannon K. et al. (2006): Turning up the heat on HEVs. Nature immunology 7: 1288–1290.

SNF (2007): Infektionen trotzen Antibiotika immer häufiger. Pressemitteilung des Schweizerischen Nationalfonds zum Abschluss des Nationalen Forschungsprogramms „Antibiotika-resistenz“ (NFP 49) vom 12.04.2007.

Stohrer-Draxl P. et al. (1999): Masern, Mumps und Röteln: Durchimpfungsrate und Seroprävalenz bei 8.-Klässlern in acht verschiedenen Orten der Schweiz 1995/96. Praxis 1999; 88: 1069–1077.

UNICEF (1990): *The Innocenti Declaration.* <http://www.unicef.org/programme/breastfeeding/innocenti.htm> (Abfrage: 15.7.2007).

Waser M. et al. (2007): Inverse association of farm milk consumption with asthma and allergy in rural and suburban populations across Europe. In: Clinical & Experimental Allergy 37 (5), 661–670.

Weissmann M. et al. (2006): Remission in maternal depression and child psychopathology. In: JAMA 295(12): 13890–98 Opp G. et al. (Hrsg): Was Kinder stärkt. Erziehung zwischen Risiko und Resilienz. Basel.

Werner, E.E. (1999): Entwicklung zwischen Risiko und Resilienz. In: Opp G. et al. (Hrsg): Was Kinder stärkt. Erziehung zwischen Risiko und Resilienz. Basel. S. 25–36.

Williams L.K. et al. (2004): The relationship between early fever and allergic sensitization at age 6 to 7 years. In: J Allergy Clin Immunol: 113/2 291–296.

Zimmermann M.B., Hess S.Y., Hurrel R.F. (2000). A national study of the prevalence of overweight and obesity in 6–12y-old Swiss children: body mass index, body-weight perceptions and goals. Eur J Clin Nutr 2000; 54: 568–572.

Komplementäre Medizin im interdisziplinären Diskurs

herausgegeben von

Dr. med. Brigitte Ausfeld-Hafter
Dr. med. Lorenz Fischer
Dr. med. Peter Heusser
Dr. med. André Thurneysen

(Kollegiale Instanz für Komplementärmedizin
der Universität Bern, KIKOM)

In dieser Reihe kommen einerseits die erstmals an der Universität vertretenen komplementärmedizinischen Richtungen zur Sprache, andererseits soll durch eine interdisziplinäre Behandlung fundamentaler Fragen eine weitergehende Diskussion über Themen angeregt werden, welche für die gesamte Medizin und die mit ihr verbundenen Wissenschaften von Bedeutung ist. Damit möchte diese Reihe einen Beitrag zur Entwicklung einer neuen medizinischen Gesamtkultur leisten, die von vielen für das angebrochene einundzwanzigste Jahrhundert erwartet wird und die in gleichwertiger Weise materielle und geistige Aspekte des Menschseins umfasst.
Die Reihe wird herausgegeben von der Kollegialen Instanz für Komplementärmedizin (KIKOM), die 1995 an der Universität Bern durch die Veranlassung einer Volksinitiative als Lehrstuhl-Äquivalent mit je einer Dozentur für Anthroposophische Medizin, Traditionelle Chinesische Medizin/Akupunktur, Homöopathie und Neuraltherapie eingerichtet worden ist.

Verzeichnis der bisher erschienenen Bände:

Band 1 Peter Heusser (Hrsg.): *'Energetische' Medizin.* Gibt es nur physikalische Wirkprinzipien? 219 Seiten. 1998.

Band 2 Brigitte Ausfeld-Hafter (Hrsg.): *Intuition in der Medizin.* Grundfragen zur Erkenntnisgewinnung. 204 Seiten. 1999.

Band 3 Peter Heusser (Hrsg.): *Akademische Forschung in der Anthroposophischen Medizin.* Natur- und geisteswissenschaftliche Zugänge zur Selbstheilungskraft des Menschen. 375 Seiten. 1999.

Band 4 André Thurneysen (Hrsg.): *Der Leib – seine Bedeutung für die heutige Medizin.* 185 Seiten. 2000.

Band 5 Andreas Beck (Hrsg.): *Einwirkung der Umwelt auf den Menschen – Auswirkungen auf die Medizin des 21. Jahrhunderts.* 208 Seiten. 2001.

Band 6 Peter Heusser (Hrsg.): *Gesundheitsförderung – Eine neue Zeitforderung.* Interdisziplinäre Grundlagen und Beitrag der Komplementärmedizin. 173 Seiten. 2002.

Band 7 Brigitte Ausfeld-Hafter (Hrsg.): *Der hippokratische Eid und die heutige Medizin.* 156 Seiten. 2003.

Band 8 André Thurneysen (Hrsg.): *Genuss und Gesundheit.* 195 Seiten. 2004.

Band 9 Lorenz Fischer (Hrsg.): *Der chronische Schmerz – eine interdisziplinäre Herausforderung.* 150 Seiten. 2006.

Band 10 Peter Heusser (Hrsg.): *Spiritualität in der modernen Medizin.* 266 Seiten. 2006.

Band 11 Brigitte Ausfeld-Hafter (Hrsg.): *Medizin und Macht.* Die Arzt-Patienten-Beziehung im Wandel: mehr Entscheidungsfreiheit? 204 Seiten. 2007.

Band 12 André Thurneysen (Hrsg.): *Kontraste in der Medizin.* Zur Dialektik gesundheitlicher Prozesse. 266 Seiten. 2009.

Band 13 Thomas Marti & Peter Heusser: *Gesundheit vier- bis achtjähriger Kinder vor dem Hintergrund des familiären Lebensstils.* Eine retrospektive Querschnittstudie an Kindern aus Schulen in der Stadt Bern und Umgebung. 138 Seiten. 2009.